最強の昼寝法

~日本人の睡眠処方箋~

SUPER POWER NAP

「スーパーパワーナップ」

医学博士・スリープクリニック調布院長・
スタンフォード大客員教授
遠藤拓郎

扶桑社

はじめに

『最強の昼寝法「スーパーパワーナップ」〜日本人の睡眠処方箋〜』を手に取っていただき、ありがとうございます。

日本人の睡眠時間は世界で一番短く、その結果、さまざまな問題が起こっています。そこで、厚生労働省は2000年から推進している「21世紀における国民健康づくり運動（健康日本21）」※1において、睡眠について具体的な目標を掲げ、睡眠時間を長くするキャンペーンを行っています。

おそらく皆さんは、日本人は勤勉なので睡眠が短くなってしまうと思ってるのでしょう。国もそれが原因なので、「働き方改革」や「ゆとり教育」を行い労働時間や登校時間の短縮を行い問題解決しようとしているのでしょうが、なかなか効果は出ていません。もしかすると問題はそこではないのかもしれません。だからこの本を書くことを決意しました。

睡眠に関しては認めたくない3つの事実があります。

それは、「**睡眠時間が長いと早く死ぬ**」、「**退職をすると睡眠薬が増える**」、「**ゆとり教育で不登校が増える**」です。

なぜこんなことが言えるのか？　睡眠時間は長いほうがいいということと矛盾しているのではないか？　そう考える人がいるのも無理もありません。

しかし、これらは矛盾ではありません。単に「睡眠時間の長さ」だけに着目すると、矛盾しているように思えますが、「睡眠の質」という要素を考えに入れると、理解できるようになると思います。

「睡眠の質」という要素を取り入れると、睡眠は質に関する成績が良い順に並べて次の4つのパターンになります。

①質が良くて長い睡眠
②質が良くて短い睡眠
③質が悪くて短い睡眠
④質が悪くて長い睡眠

「質が良くて長い睡眠」が一番良いことは明白です。一方、「質が悪くて長い睡眠」が一番悪いパターンになります。なぜそのような順序になるかは第1章をご覧ください。前述した3つの認めたくない事実は「**質が悪くて長い睡眠**」のパターンにあてはまります。この本を執筆するにあたり、徹底的にデータ解析を行い、これら認めたくない事実がなぜ起こるのか、どのようにすれば解決できるのかを説明します。

根拠・臨床経験のない睡眠指導は害を生みます。「**高齢者の睡眠時間は7時間**」、「**平日と休日の睡眠時間を同じにする**」。これが私の考える最良の対処方法です。

これらの対処方法を実践し、その効果が出てくるには10年以上時間がかかります。それまでは「**昼寝**」をうまく活用することが大切です。この本の第1章と第2章を読んだ読者の方は、睡眠に対する考え方が一変すると思います。

睡眠に限らず、我々はテレビやインターネットなどでさまざまな情報を得ることができます。しかし、それらの情報が本当に正しいかは、専門家でも判断に迷う時があります。私は、日々の睡眠診療を行うなかで、どのような情報が正しく、どのような情報が危険なのか常に考えながら診療を行っています。国の政策ですら方向性を誤っている場合もあります。

そこで、今日からできることを具体的に第3章と第4章に書きました。「**睡眠不足による事故・ミスを減らす**」、「**子供の学力・体力をアップさせる**」、「**睡眠薬を適正に使用させる**」、これらは、この本を読むことにより、今日から実践できます。

質の良い7時間睡眠が良い理由

まず左のフローチャートを見てください。

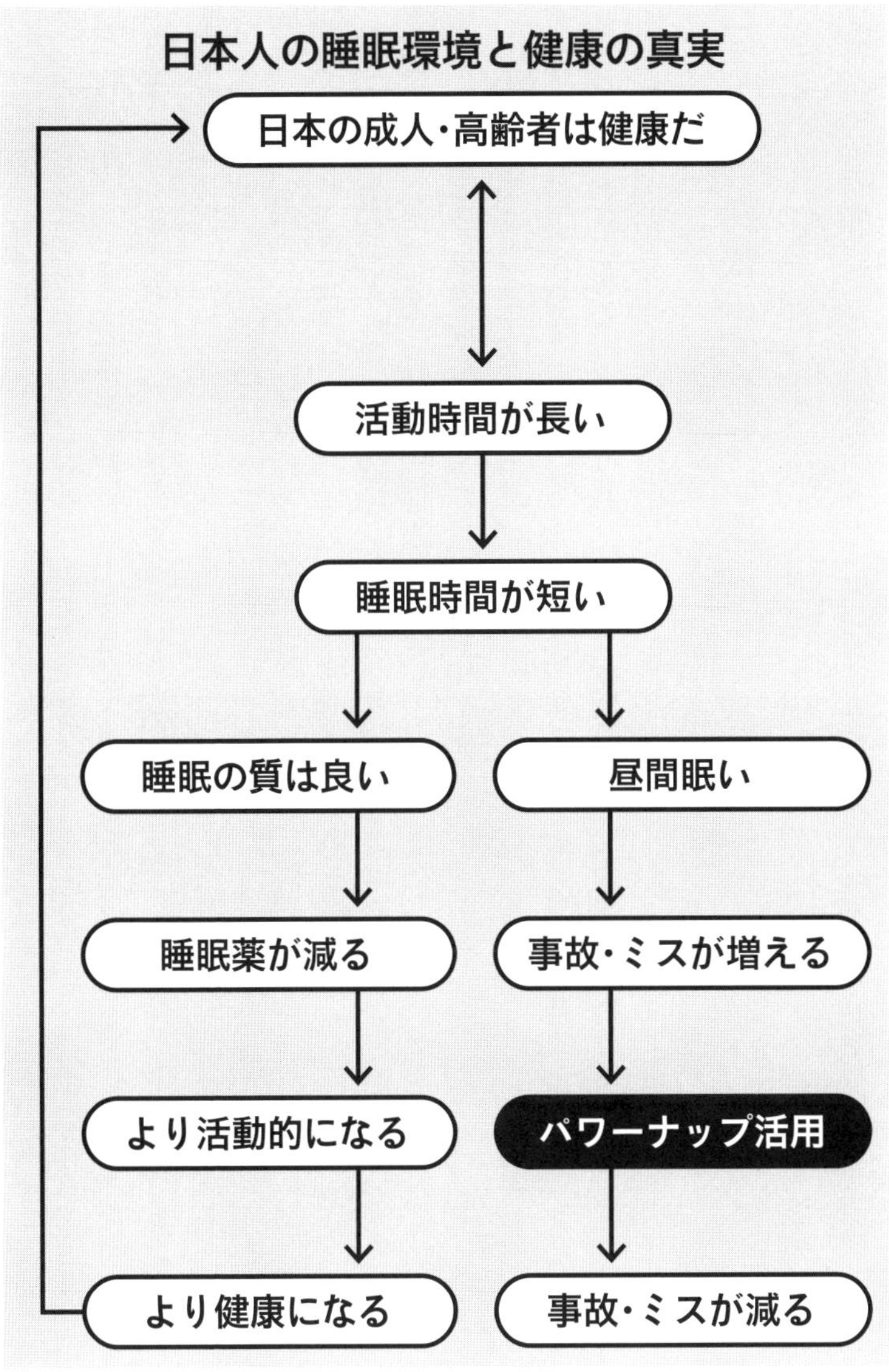
日本人の睡眠環境と健康の真実
日本の成人・高齢者は健康だ
活動時間が長い
睡眠時間が短い
睡眠の質は良い
昼間眠い
睡眠薬が減る
事故・ミスが増える
より活動的になる
パワーナップ活用
より健康になる
事故・ミスが減る

そもそも日本人の平均寿命は世界で最も長く、長寿国だと言われています。この後の本文で触れるように、日本人の睡眠時間は年々短くなっていますが、寿命はどんどん延び続けています。こうした事実を前にしたときに、単に睡眠時間の長さだけに目を向けて、寝ろ寝ろ、とにかく寝ろと喧伝《けんでん》するのは本当にQOLの改善に役立つのか、疑問に思います。

また、健康な高齢者ほど睡眠時間は短くなりますし、よく眠れたと感じる満足感は比較的高くなります。ここで無理に長時間睡眠を強いると、睡眠薬に頼ったり、活動時間が短くなったりして、逆に健康を害する可能性すら考えられます。

短時間睡眠でよく眠れたと感じるならば、無理して長時間寝ないといけないと焦る必要はないのです。とはいえ、短時間睡眠が続くと、昼間眠くなる事が増え、これにより引き起こされる事故や生産性の低下も問題になります。

そこで推奨されるのが昼寝です。

第3章で紹介する「パワーナップ」を活用することで、午後の仕事にもスッキリとした頭で取り組むことができて、事故防止や生産性向上につながるのです。

日本人の身長が伸びない理由

「眠る力」が弱い中高年とは逆に、若者は「眠る力」がとても強いです。しかし、後述するように教育熱心な地域の子供は、睡眠時間を削って勉強する傾向にあります。

学校の授業に加えて、塾などで受験勉強を行い、どんどん睡眠時間を削っています。ただ、睡眠時間を削ってしまうと、成長期の子供にとっては「身長が伸びない」という大きな問題が浮上します。

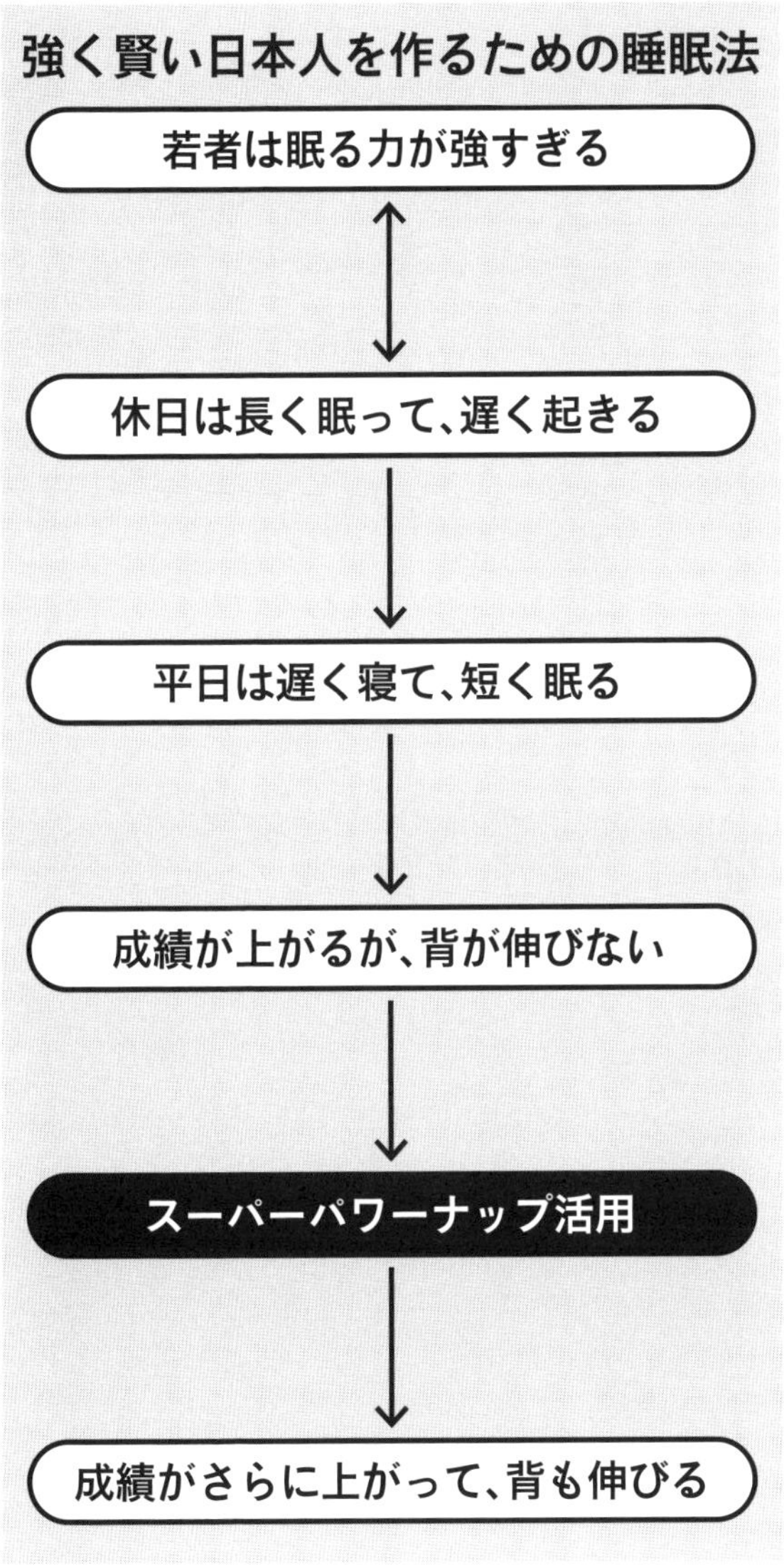
強く賢い日本人を作るための睡眠法
若者は眠る力が強すぎる
休日は長く眠って、遅く起きる
平日は遅く寝て、短く眠る
成績が上がるが、背が伸びない
スーパーパワーナップ活用
成績がさらに上がって、背も伸びる

成績を上げるか、身長を伸ばすか。この二者択一は大きな問題です。

もし、成績を上げながら、身長も伸ばせる方法があるとすれば、その第三の道こそが最良の選択肢になるのではないでしょうか？

そこで、私が睡眠専門医としての経験から提案したいのが、従来の「パワーナップ」をさらに進化させた「スーパーパワーナップ」です。

このスーパーパワーナップを活用することで、成績を上げて、身長をも伸ばすような睡眠になるのです。

正しい睡眠教育が日本を救う

「パワーナップ」も「スーパーパワーナップ」も即効性があり、今日から実践できるので、ぜひ生活の中に取り入れてください。

しかしながら、日本人の睡眠には根本的な問題があります。その問題を解決しない限り日本人の睡眠時間はどんどん短くなり、睡眠薬依存や不登校もさらに問題になっていくでしょう。

問題は、生きがいを失った定年退職者と休日昼まで眠ってしまう無気力な若者の存在です。彼らに行動する喜びを与える「遊び方改革（睡眠教育）」を行う必要があります。高齢者に生きがいを、若者に将来を与え、長く眠る高齢者と休日何もしない若者をなくすことが大切です。

左のフローチャートをまだ理解できないと思いますが、本編を読んでいただければ十分納得していただけると思います。

日本人は健康で寿命も長く、それゆえ経済発展もしてきました。しかし、これからの将来を見据えた場合、きちんと夜の睡眠時間を確保していくことは重要だと思います。「パ

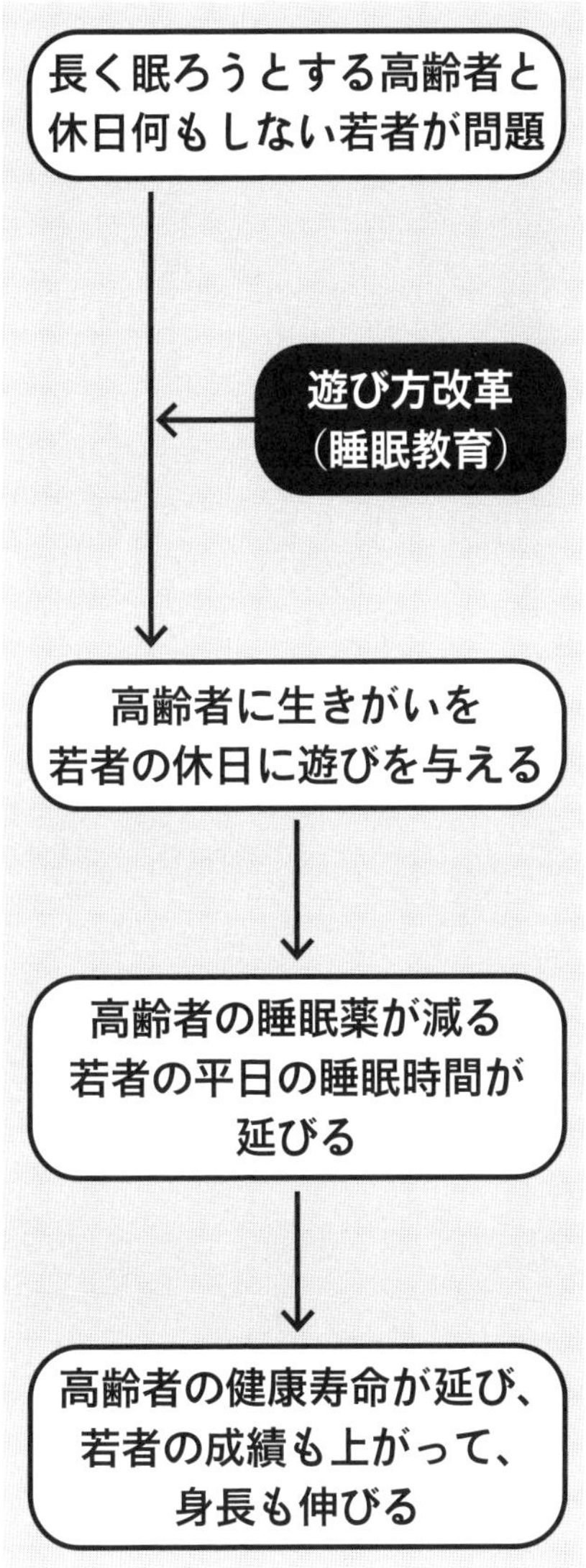
長く眠ろうとする高齢者と
休日何もしない若者が問題
遊び方改革
（睡眠教育）
高齢者に生きがいを
若者の休日に遊びを与える
高齢者の睡眠薬が減る
若者の平日の睡眠時間が
延びる
高齢者の健康寿命が延び、
若者の成績も上がって、
身長も伸びる

ワーナップ」や「スーパーパワーナップ」では夜の睡眠時間は増えません。日本人をさらにパワーアップさせるには、夜の睡眠時間を延ばすことが根本的に必要です。

そのためには、子供の頃からきちんと「遊び方改革（睡眠教育）」を行い、第2章で詳しく説明する「ソーシャル・ジェットラグ」をなくすことが大切です。日本人の睡眠がなぜ短くなるか、くまなくその原因を調べましたが、ソーシャル・ジェットラグ以外に、その原因を見つけることができませんでした。逆に、ソーシャル・ジェットラグを克服できれば、日本人の睡眠時間を延ばし、さらにハイパフォーマンスな日本人を作り上げることができると確信しました。

さらに、日本人の若者には睡眠時間を短くさせている根本的な原因「ソーシャル・ジェットラグ」があります。このソーシャル・ジェットラグを生み出す「平日と休日の起床時間の差」をなくすことで、長期的には日本人全体の睡眠習慣を改善することが可能です。

睡眠専門医が日本の将来のために最も伝えたいこと

本書では、

① 睡眠を巡る不都合な真実

② 時間睡眠は正しく延ばせ
③ 最強の昼寝「パワーナップ」実践法
④ 睡眠で強くなる方法
について解説します。

忙しい読者の皆様は、目次と結論だけ読むだけでも構いません。おそらく10分程度でこの本の要点を理解できると思います。詳しく知りたくて、時間のある方は最後まで読んでください。基本的には、右のページに解説とデータの解釈を。左のページにその根拠となるデータを載せています。

この本の執筆にあたり、日本の睡眠の現状について正確に把握するために、公の機関が行っている信頼できるデータと私が調査にかかわったデータを主に使い、極力単純な方法を使ってデータの解析を行いました。衝撃的な事実が次々に明らかになり私自身も驚いています。緊急かつ重要な問題も含まれています。今後いろいろな場面で、この本の提言が話題になるかもしれません。

しかし、将来を担う子供たちのためにも、また素晴らしい日本を作り上げた高齢者のためにも、大切な一冊になると思います。

医学博士・スリープクリニック調布院長・スタンフォード大学客員教授
遠藤拓郎

CONTENTS

第2章

睡眠時間は正しく延ばせ

第3章

最強の昼寝術「パワーナップ」実践法

第4章

進化したパワーナップ「スーパーパワーナップ」

第1章

睡眠を巡る不都合な真実

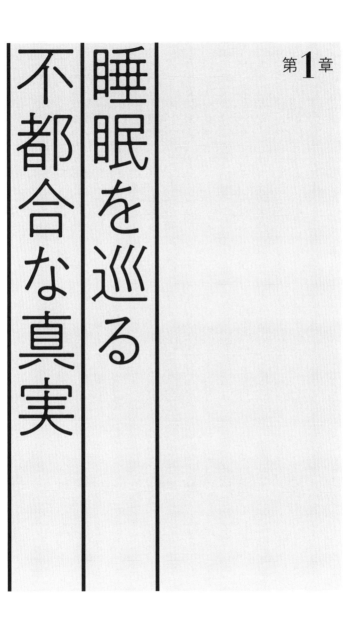

健康になればなるほど睡眠時間は短くなる

まず、睡眠の長さと寿命の関係を見てみましょう。

図1を見てください。NHKが調べている平日の睡眠時間[※2]と厚生労働省が調べている平均寿命[※3]をわかりやすく1つのグラフにまとめてみました。1970年から2010年までのデータで、平日の睡眠時間はどんどん短くなっています。図の中で1995年で線が途切れている箇所がありますが、これはこの年に調査方式が変更されたことに起因するものです。そのため、1995年以前と以降では数値そのものは直接比較できませんが、長期的変化のトレンドは変わっていません。しかし、平均寿命は男性も女性もどんどん延びています。つまり、**睡眠時間が短くなるほど平均寿命が延びている**ことがわかります。

21ページの図2は、各国の睡眠時間と平均寿命の関係を示したグラフです[※4]。平均寿命は経済状況に強く影響されるので、OECD加盟国の中で比較的長期間経済的に豊かだった北米・ヨーロッパ・日本を選び出し睡眠時間と寿命の関係を示してみました。左上の点が日本です。日本は**睡眠時間がもっとも短いにも関わらず、寿命がもっとも長い国だ**ということがわかります。一方アメリカは右下に位置しており、寿命が一番短く睡眠時間が長い国だということがわかります。

図の中の点線は睡眠時間と寿命の関係を示した線です。近似直線と呼ばれている線で、この線が右下に傾いているほど、睡眠時間が長いほど寿命が短くなるということを表して

図1　睡眠時間と寿命

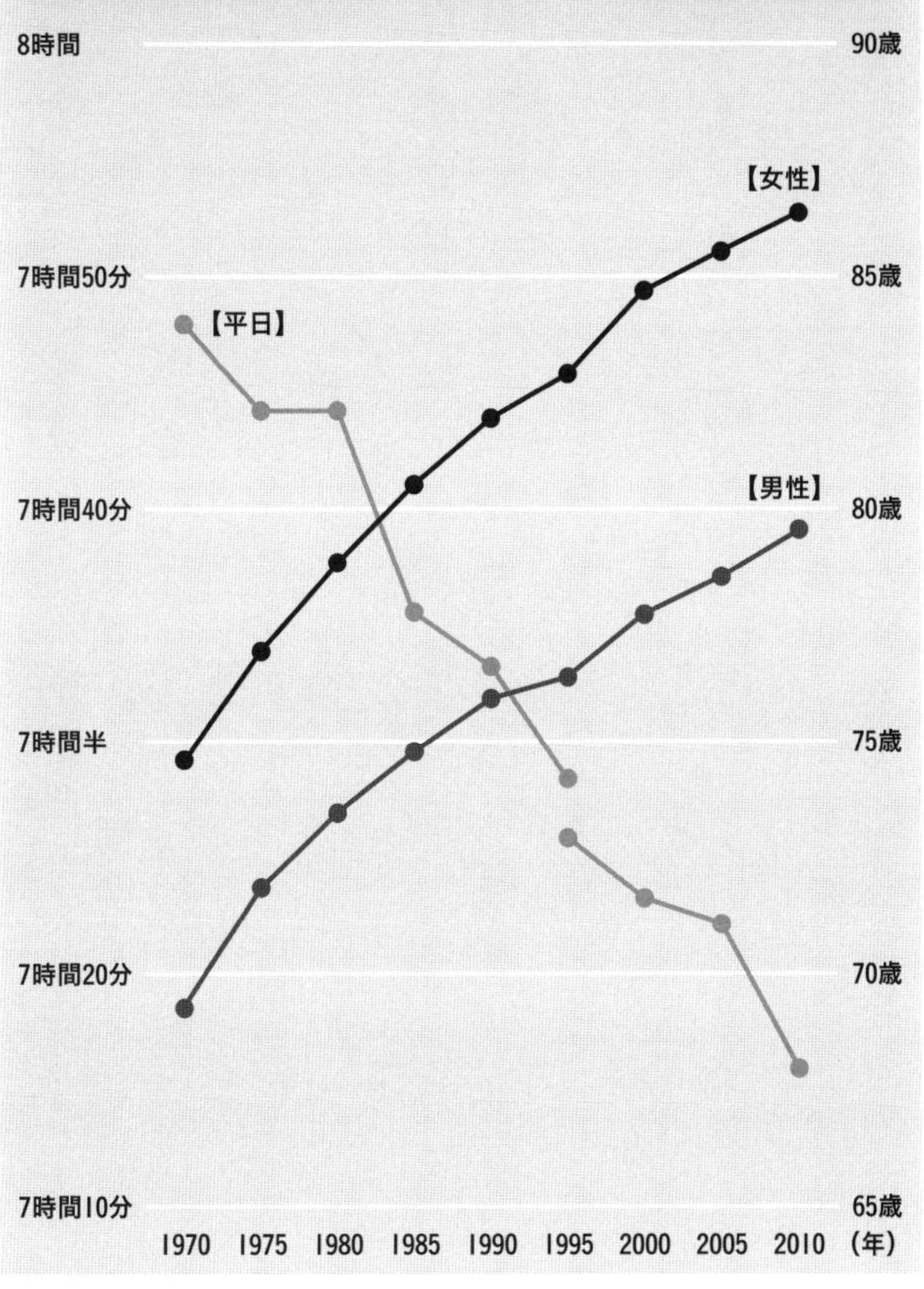

NHKの「日本人の生活時間・2010」、厚生労働省の平均寿命の推移に基づきスリープクリニックが作成

います。

この2つの図から、**「睡眠は長いほど寿命が短くなる」**という関係がわかります。

しかし、休息、再生、エネルギー補給を担っている睡眠が短いほど、より健康になるとは考えられません。

そこで、私は次のように考えました。

寿命が長いということはより健康であり、より健康であるということはより活動的であることです。より健康で活動的だと、活動時間が延びます。睡眠時間は24時間から活動時間を引いた時間なので、結果的に健康になればなるほど睡眠時間は短くなってしまう。そのように私は考えました。

そこで、この本は
「健康であれば、睡眠時間は短くなる」

という仮説に基づき話を進めます。

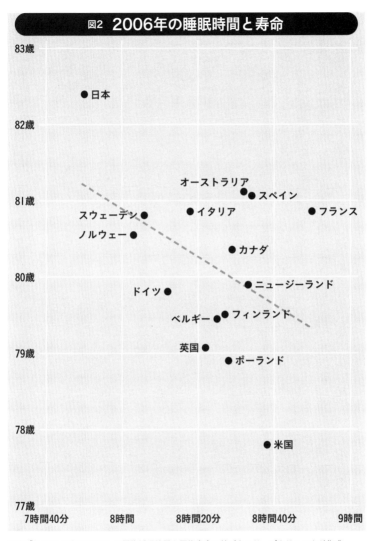

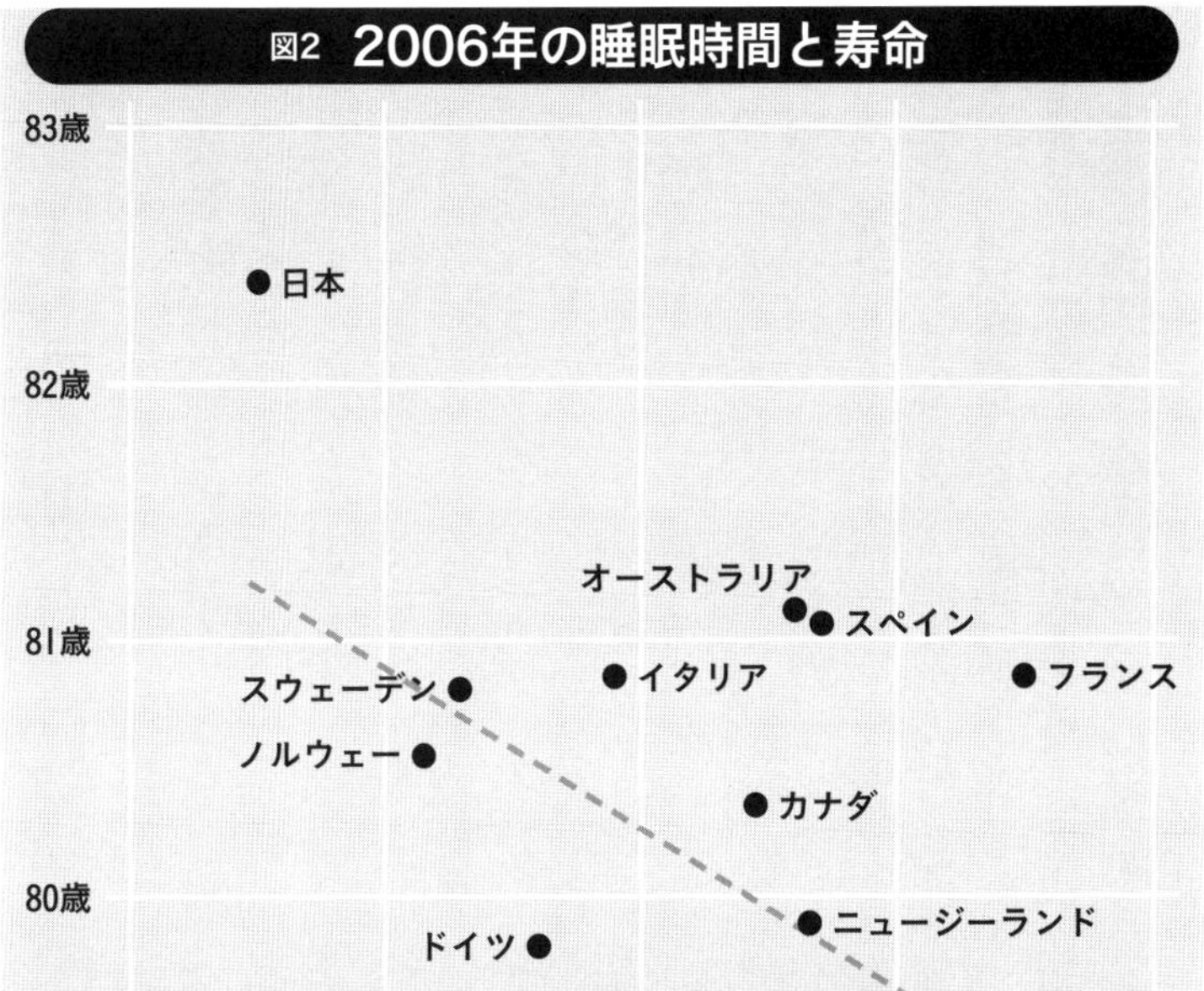

OECD「Society at Glance2009」の平均睡眠時間と平均寿命に基づきスリープクリニックが作成

睡眠時間は長すぎても問題である

「健康であれば、睡眠時間は短くなる」。これはどういうことかを説明します。

図3は、私の父の親友で、私が中学の時に来日し、大学1年の時からアドバイスをいただいているダニエル・クリプケ先生が1979年に発表した、睡眠時間と死亡率の関係を示したもっとも有名な論文※5の結果を図にしたものです。

上が男性、下が女性です。男性も女性も70歳までは死亡率が低く、睡眠時間と死亡率の関係は問題になりません。しかし、70歳を超えると全体的に男性の死亡率が高くなり、**7時間を中心に睡眠が長くても短くても死亡率が高くなります。**しかし、丸で示しているように、80歳を超えると睡眠時間が短くなるよりも長くなるほうの死亡率が、圧倒的に高くなっていることがわかります。

私は、次のように考えました。80歳以上になると加齢により健康状態が悪くなる。健康状態が悪くなると活動時間が減って睡眠時間が長くなる。行きつく先は寝たきり状態です。つまり、「**健康を害すると睡眠は長くなる**」ということになります。

寝たきりになると、体力が落ちる、活動時間が減って睡眠が長くなる。活動時間が減ると、さらに体力が落ちるという悪循環が始まってしまうのです。

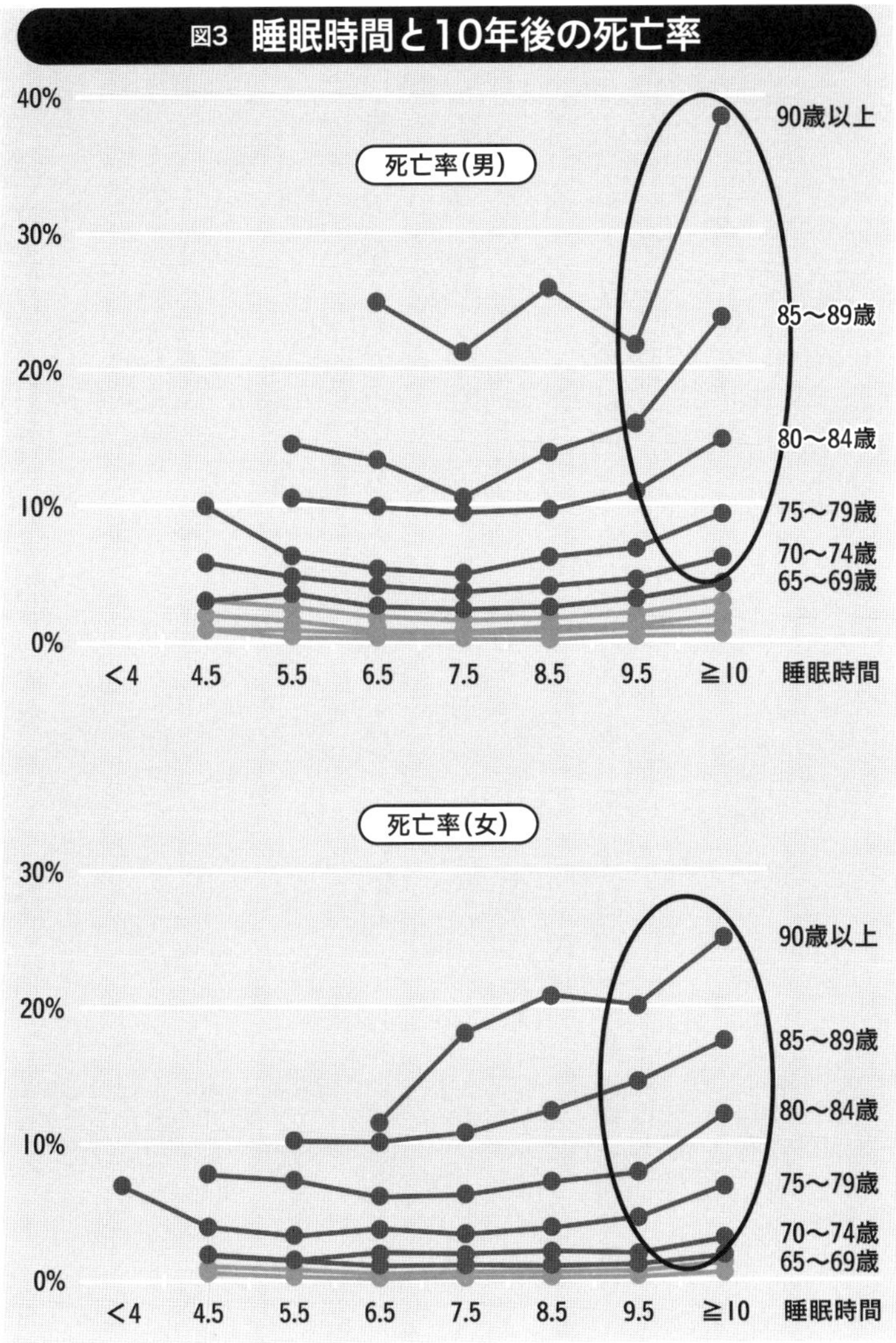

Kripke DFら(1979年)※5のデータに基づきスリープクリニックが作成 © 2024 Sleep Clinic.

睡眠時間が長いと10年後の死亡率が高く、死亡者数も多い

クリプケ先生の研究結果を踏まえて、図4と図5を見てください。これは北海道大学の玉腰暁子先生が日本全国の40～79歳の男女約11万人を対象に睡眠時間の長さと死亡の関係について調べ、2004年に発表したデータ※6です。

図4は、睡眠の長さと10年後の死亡率の関係を示しています。こちらの統計でも、男性11％、女性6％で、やはり7時間睡眠で一番死亡率が低くなっています。そして、**睡眠時間が7時間より長くても短くても死亡率が高くなっています。**4時間未満睡眠と10時間以上睡眠で死亡率は男性で2～3倍、女性で3～4倍です。

図5は、調査を行った10万4010人中の死亡した人数を示しています。

4時間未満の死亡者数は男性62名、女性が79名の計141名に対し、10時間以上では男性が656名、女性が359名の計1015名と、4時間未満睡眠の約7倍にものぼっています。つまり、**死亡率は同じでも、死亡数に関しては睡眠時間が長過ぎる寝たきりのほうが問題**なのです。

大まかに申し上げるなら、働き方改革などで、高齢者の活動時間を制限するより、積極的に活動機会を増やして、より体力をつけ、寝たきりを防ぐ対策が必要だということがわかります。定年延長や定年退職後の再雇用における賃金カット廃止、レジャー・スポーツ・セミナーへの割引制度など、高齢者がより活動的になれる制度が必要です。

図4 睡眠時間と10年後の死亡率

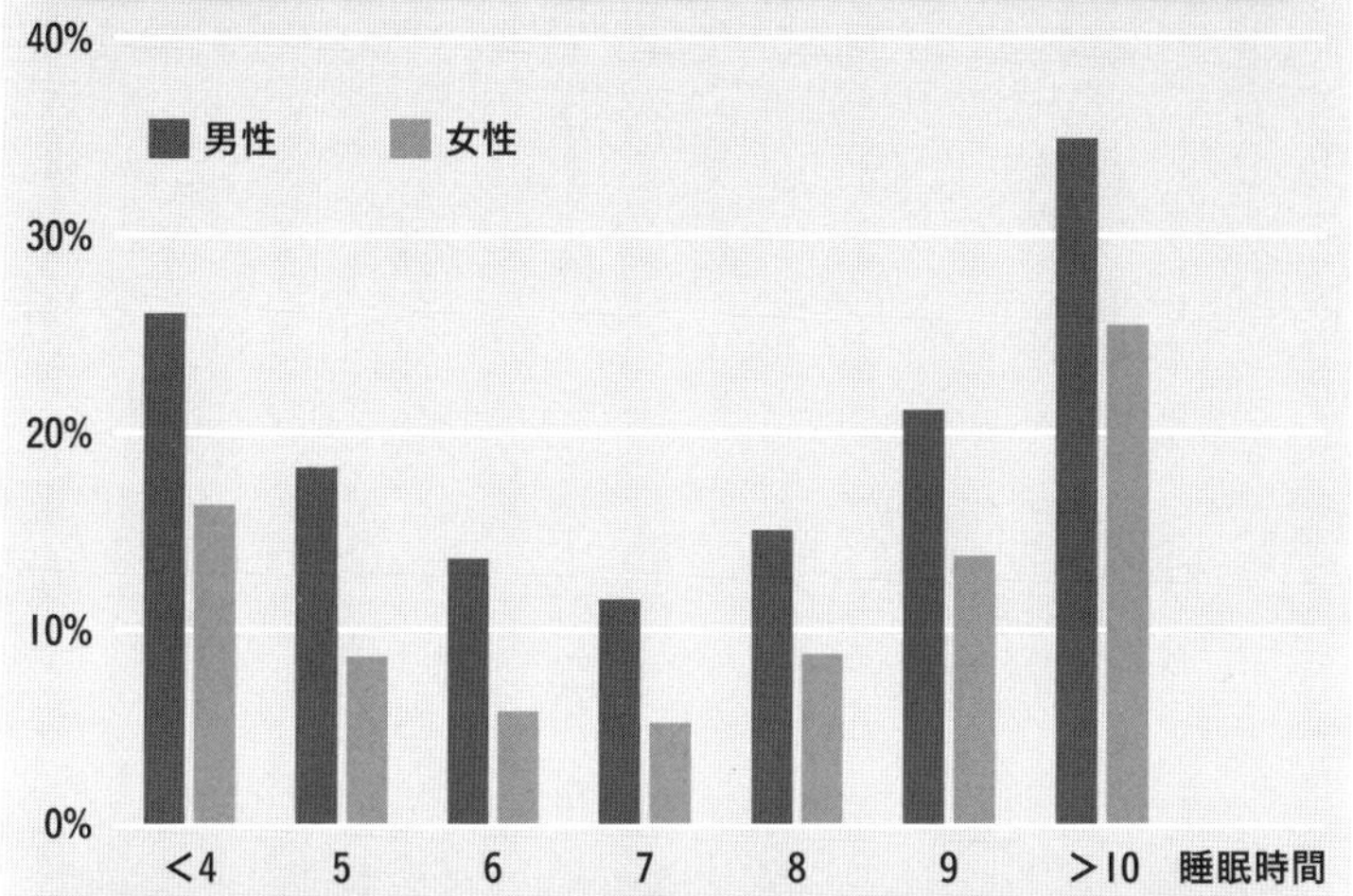

図5 睡眠時間と10年後の死亡数

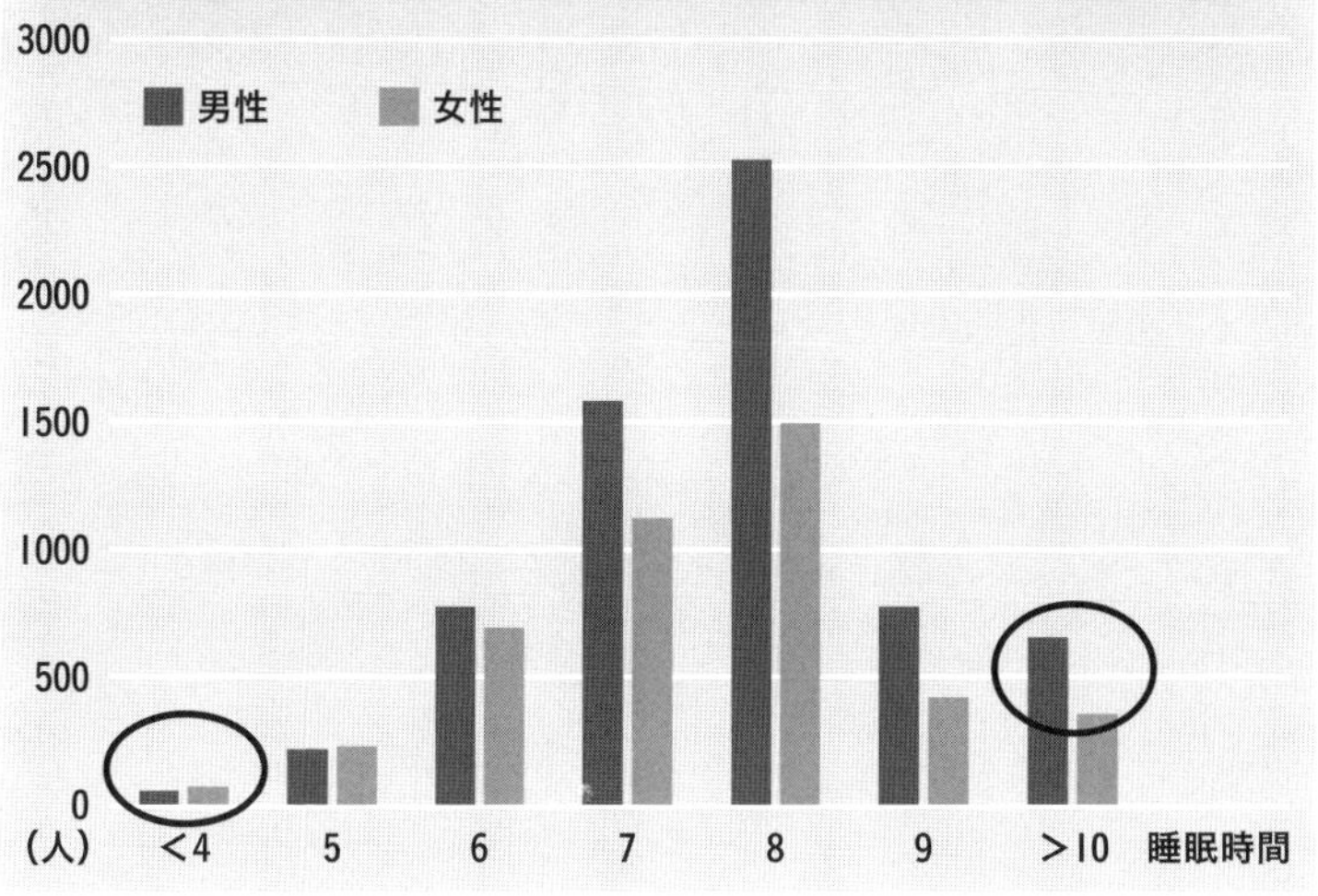

上下ともTamakoshi Aら(1979年)のデータ[※6]に基づきスリープクリニックが作成 © 2024 Sleep Clinic.

高齢者には長時間睡眠推奨より活動的な状態にさせる政策を

「働き方改革」が導入されたきっかけは、さまざまな業界で働きすぎで睡眠時間が極端に短くなり健康を害して死亡するケースが多く報道され、「ブラック企業」、「慢性疲労症候群」、「パワハラ」などの言葉がマスコミを賑わすようになったからです。

そこで、前のページで紹介した玉腰先生の調査で直近の2年後に死亡した1989名を調べたデータを使ってみました。図6は、睡眠時間と直近2年後の死亡率です。直近2年後に死亡するということは、調査の時点ですでに過重労働になっているケースです。死亡率は10年後死亡率の分布と変わらず、**4時間未満睡眠と10時間以上睡眠で死亡率が高くなっていました。**

図7は死亡数を表していますが丸で囲んだところを見てください。4時間未満睡眠で30名、10時間以上睡眠で178名死亡しています。10時間以上睡眠の死亡数は4時間未満睡眠に比べ約6倍になっていました。

したがって、過重労働が直接の原因となり死亡するケースは、寝たきりになって睡眠時間が長くなるケースよりも圧倒的に数が少ないことがわかります。

働き方改革で仕事時間を制限することは大事ですが、それを拡大解釈して高齢者にも適応し、定年年齢を引き下げる、定年後の再雇用の賃金を下げるなどの政策は、高齢者の労働意欲を下げ、体力減退を招き、寝たきりを加速させる原因になっています。高齢者に生きがいを与えて、常に活動的な状態にさせる政策が必要だと思います。

図6　睡眠時間と2年後の死亡率

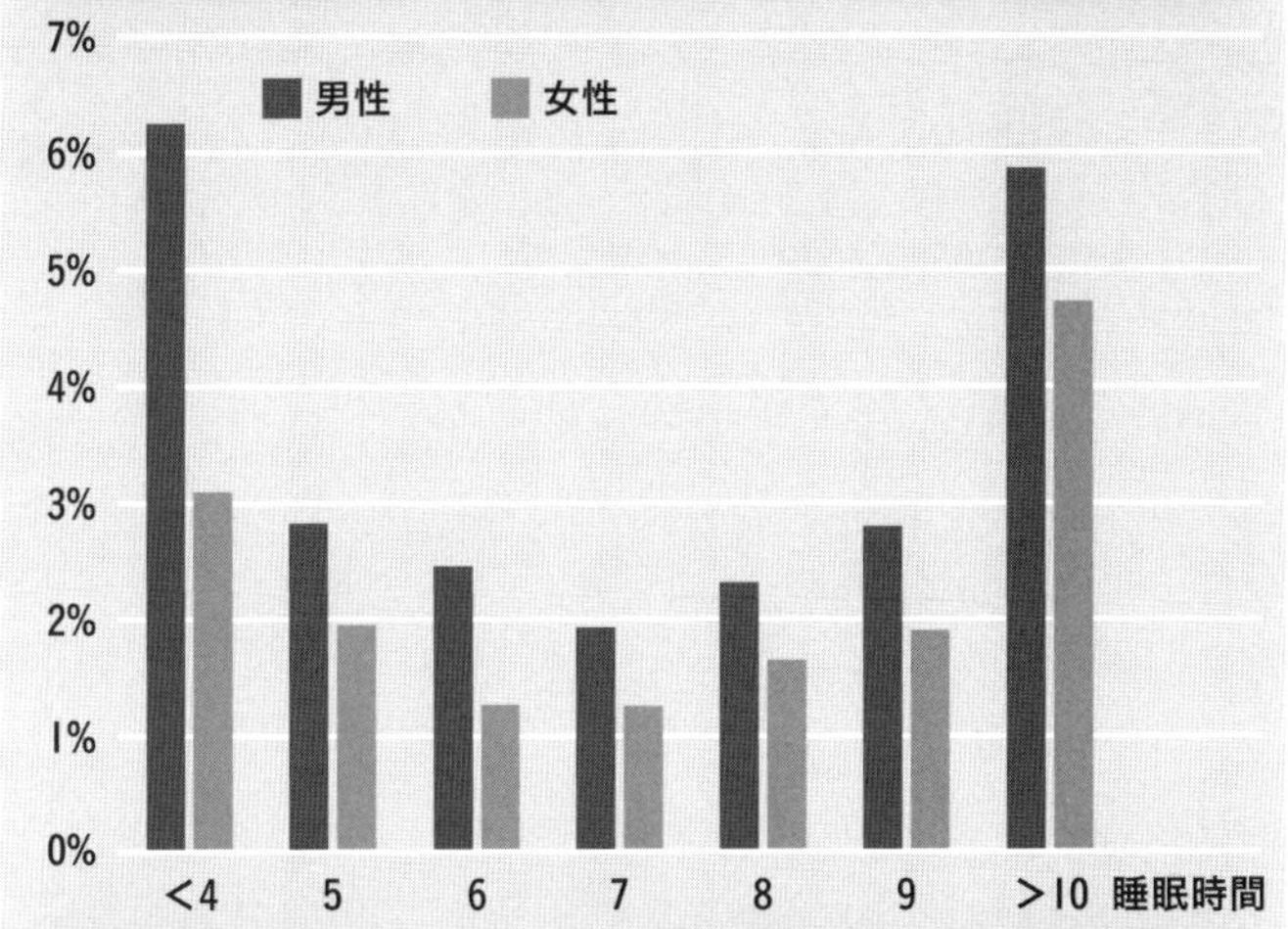

図7　睡眠時間と2年後の死亡数

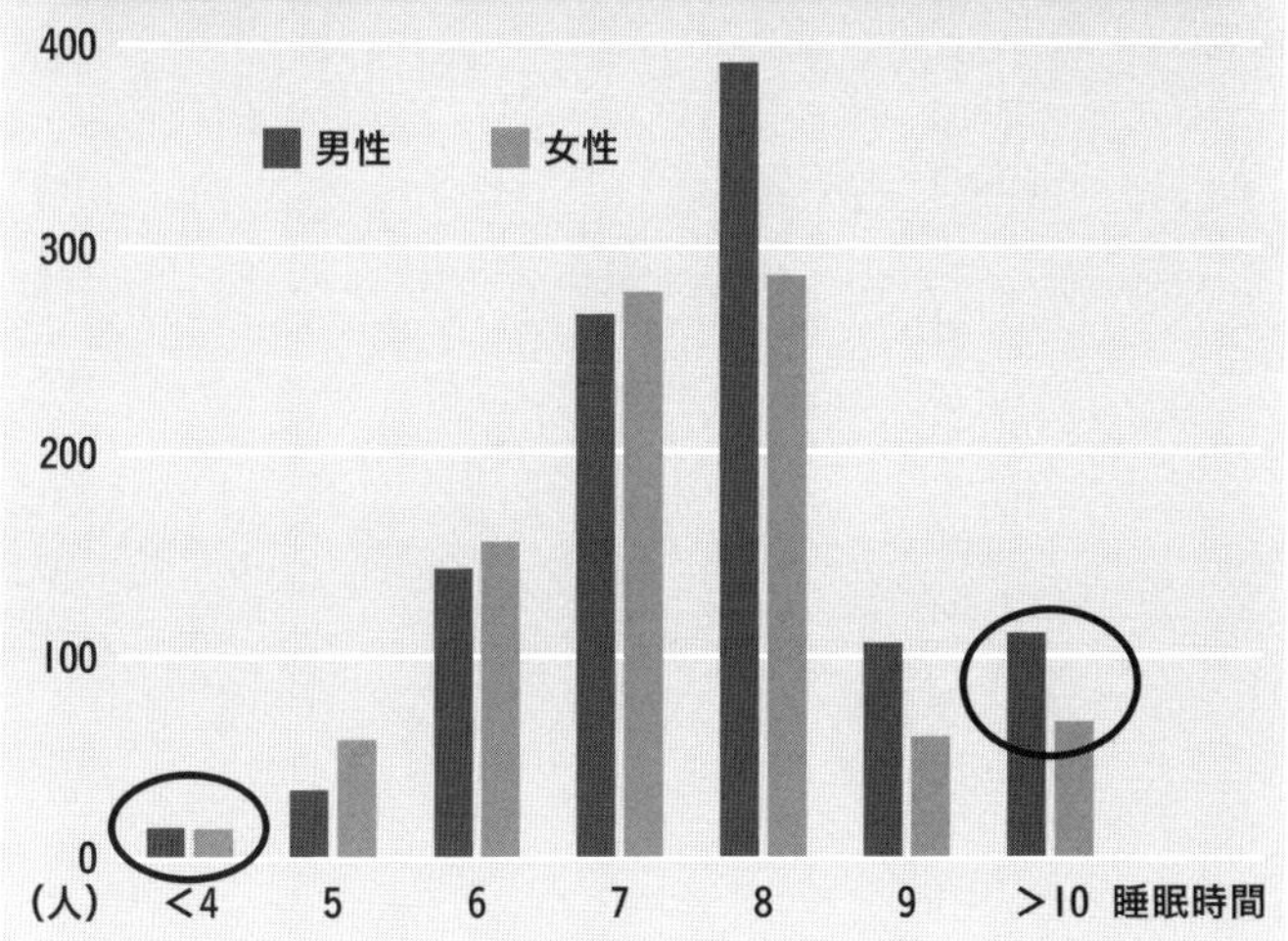

上下ともTamakoshi Aら(1979年)のデータ※6に基づきスリープクリニックが作成 © 2024 Sleep Clinic.

世界でもっとも睡眠時間が短い国になってしまった日本

図8のグラフは、1998年から2019年までOECDが行った睡眠時間に関する調査結果※7です。OECDに加盟している33か国の睡眠時間を調査しています。一番上が日本で、日本のデータは2016年のものです。

一目瞭然ですが、日本は突出して睡眠時間が短い国であることがわかります。一番睡眠が長い国は、一番下の南アフリカで、女性の睡眠時間は9時間17分にも及びます。日本の女性は7時間15分なので、南アフリカの女性よりも2時間も睡眠が短いのです。

男女ともに加盟国の中で日本がもっとも睡眠時間が短い結果となっています。

ちなみに、このグラフのグレーが女性で黒が男性です。ほとんどの加盟国で女性のほうが男性より睡眠時間が長いのですが、日本は**女性のほうが男性よりも睡眠時間が短く、そのような国は33か国中7か国しかありません。**その理由については第2章60ページのソーシャル・ジェットラグの項で詳しく説明します。

図8　OECD加盟33か国の睡眠時間

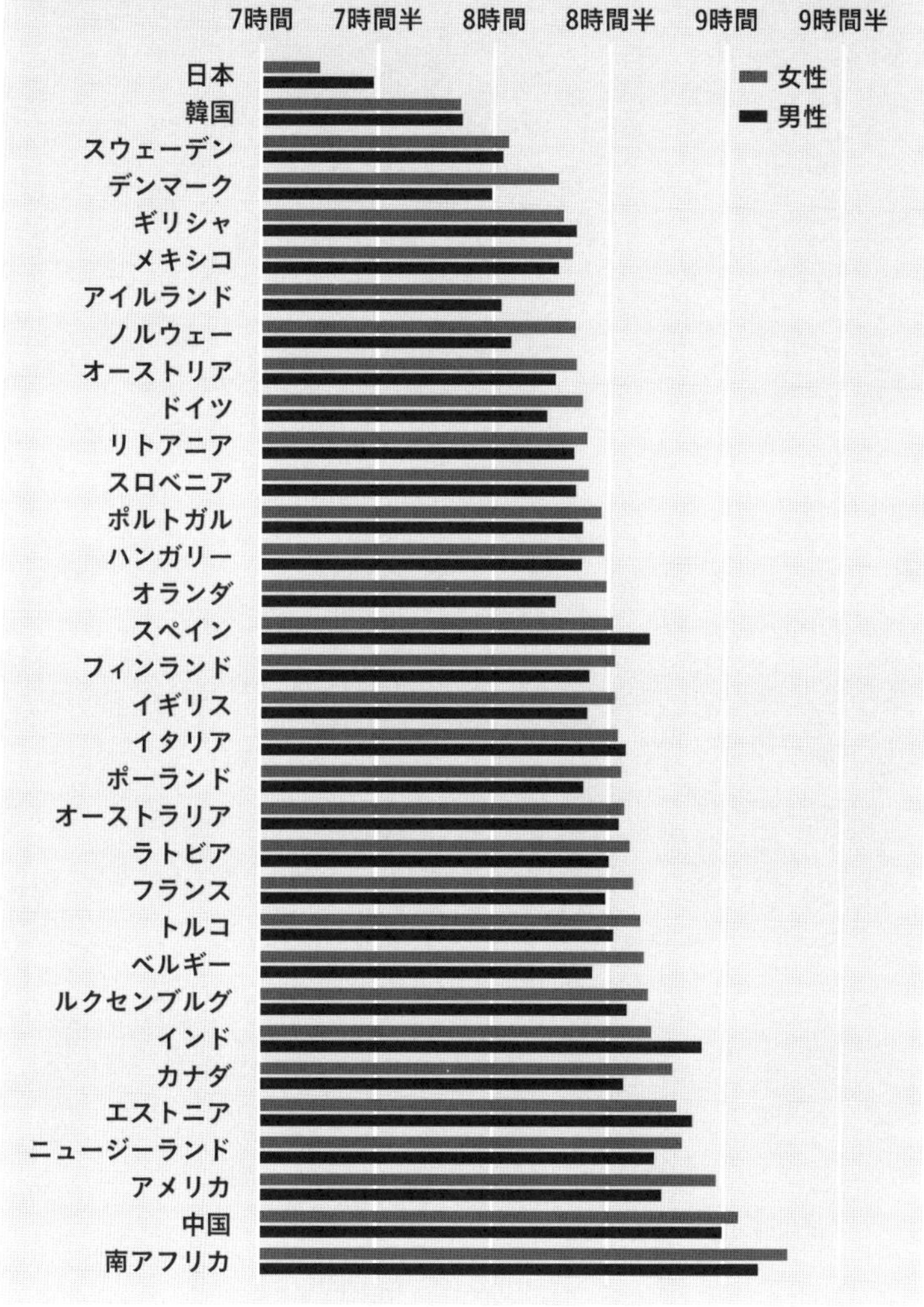

OECDのMulti study time use 1998-2019（日本の調査は2016年）より引用

日本人の睡眠時間は半世紀かけて徐々に短くなった

図9を見て下さい。これはNHKが行っている「国民生活時間調査2010」※2から、睡眠時間の長さについてピックアップしたものです。（先述したように本データにおいては1995年に調査方式が変更されたことでグラフ中にギャップがあるため数値そのものは直接比較できませんが、長期的変化がないことに着目してください）1970年代においては平日で7時間50分台、休日は8時間半以上寝ていました。一方、2010年の平日の睡眠時間は7時間14分ですので、**40年間で約30分以上睡眠時間が短くなりました。その後もどんどん睡眠時間は短くなっています。**

コンビニが初出店されたのが1974年、BS放送が始まったのが1991年、ウインドウズ95が発売され、インターネットが普及し始めたのが1995年です。NHK調査の報告でもインターネットやテレビを観る人の増加を指摘しています。そう考えると、夜更かしの原因が少なかった、1970年初頭は、夜は早めに床に入り寝ていたのでしょう。つまり、おじいちゃん・おばあちゃん世代は若い時から約8時間睡眠を取っていたと考えられます。

1992年にゆとり教育が始まり、2002年より国公立の小中高で完全に土日休みになったこともあってか、2005年は子供たちの睡眠時間が延びましたが、その後は再び睡眠時間が短くなっています。したがって、「眠れる時間が足りないので睡眠が短くなった」とは考えられません。詳しくは第2章で説明します。

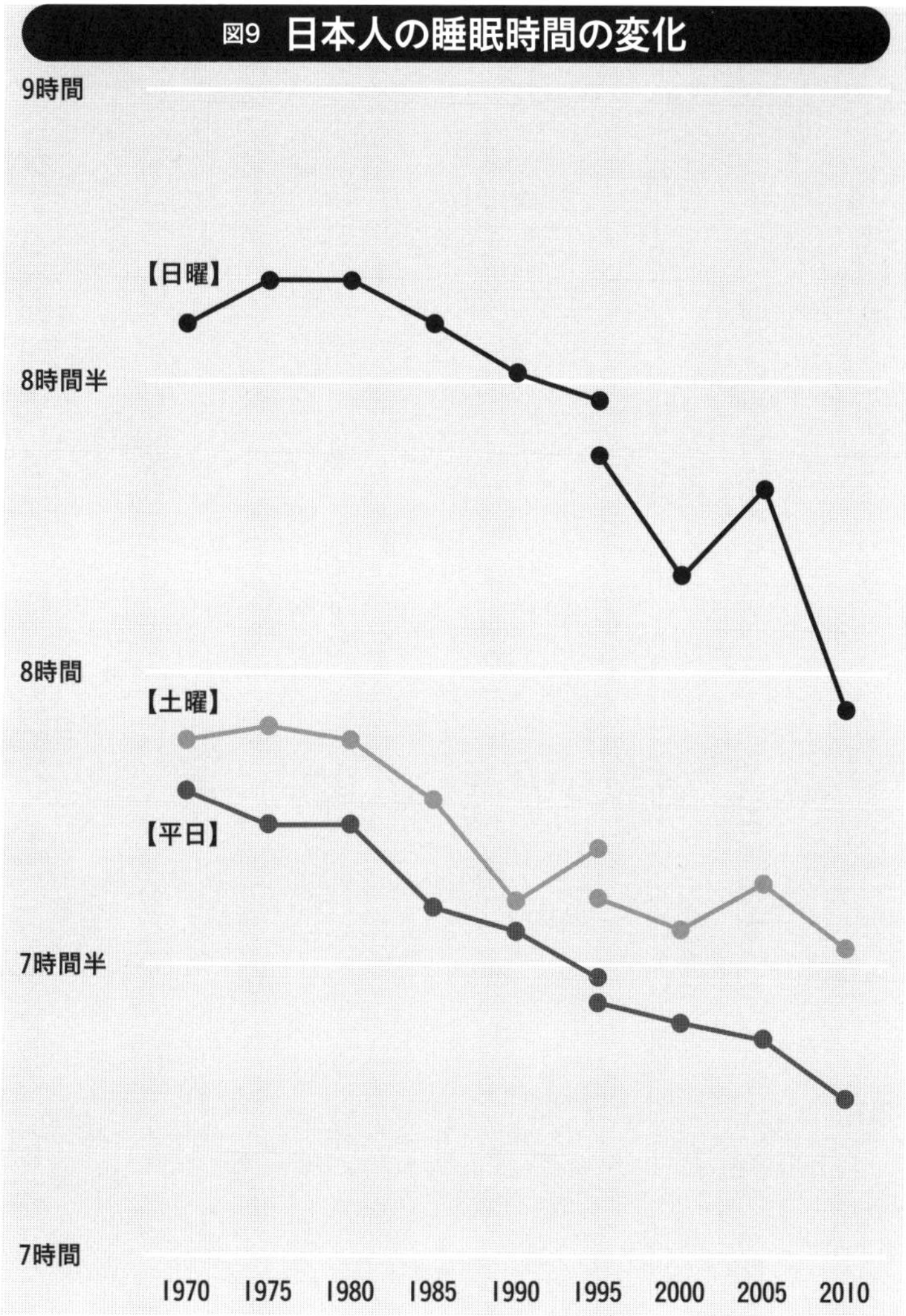

NHKの「日本人の生活時間・2010」※2より。95年に調査方式が変わったためギャップがあるため、数値そのものを直接比較することはできないが長期的な変化はわかる

加速度的に増加する「夜遅く寝て朝早く起きてしまう」日本人

さらに、図10を見てください。実際にNHKで行った調査では、0時過ぎまで起きている人の割合は1995年には32％でしたが、2010年には36％に増加していました。この調査の増加率から推定すると、単純計算ですが1970年においては約25％の人しか0時過ぎに起きていなかったことになります。

逆に、図11を見ると、平日朝7時まで寝ている人の割合は1995年で37％、2010年は33％と減少していますので、1970年当初は44％の人が寝ていたと考えられます。

NHKの調査報告では、平日の「早起き」は有職者に多く見られたとされています。これは仕事時間や通勤時間の早まりに呼応している結果だとしています。また、平日の夜更かしについては、前述したようにテレビやインターネットが睡眠に変わる行為として増加していると指摘しています。接触するメディアの増加によって、夜の自由な時間に楽しむものが増え、就寝時間が後ろにずれ込んでいる様子が見られると分析しています。

つまり我々は、**徐々に平日は遅く寝て、早く起きる睡眠習慣を作り上げ睡眠時間を短くしてしまった**のです。

図10　平日0時過ぎまで起きている日本人

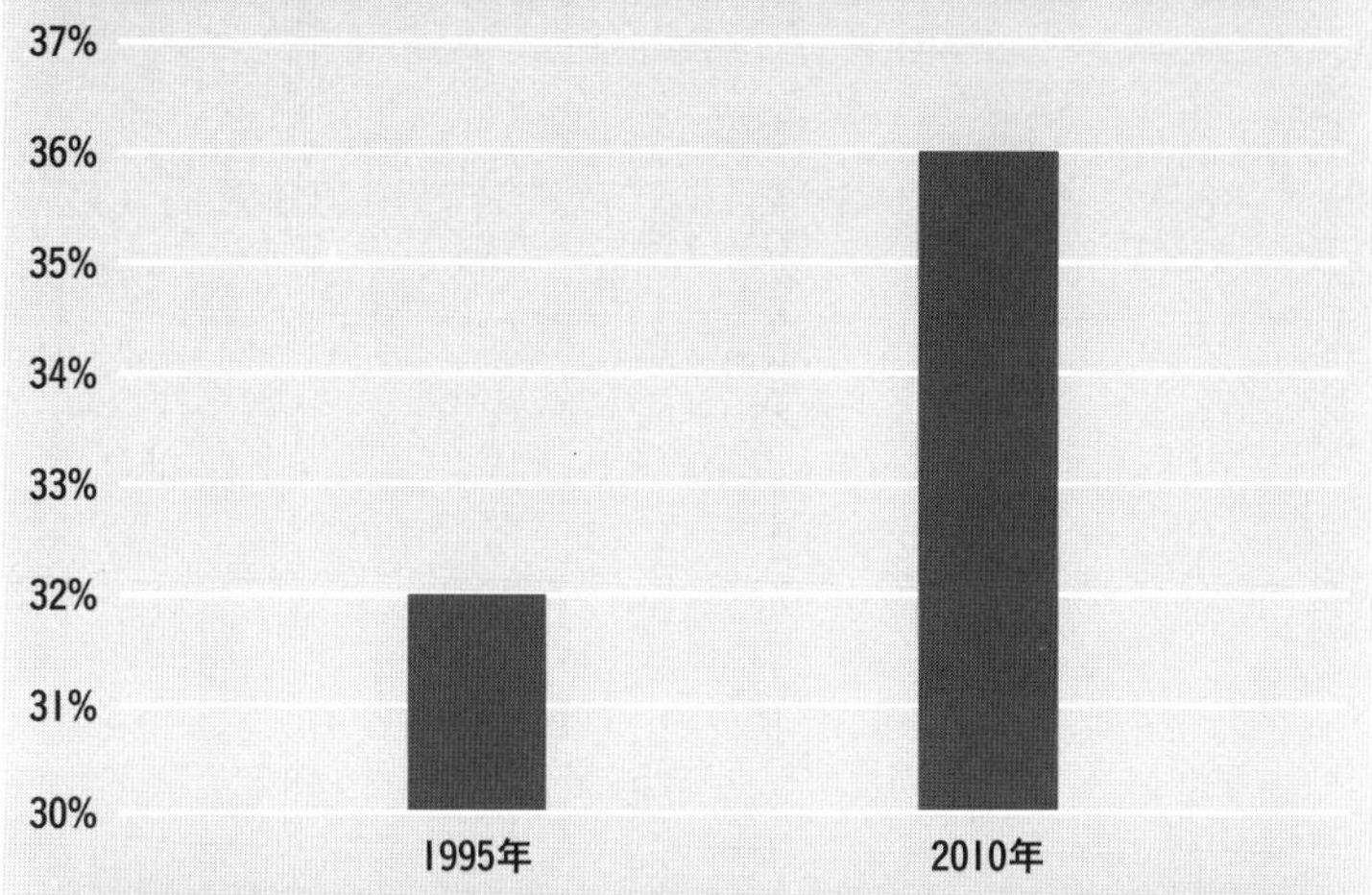

図11　平日朝7時まで寝ている日本人

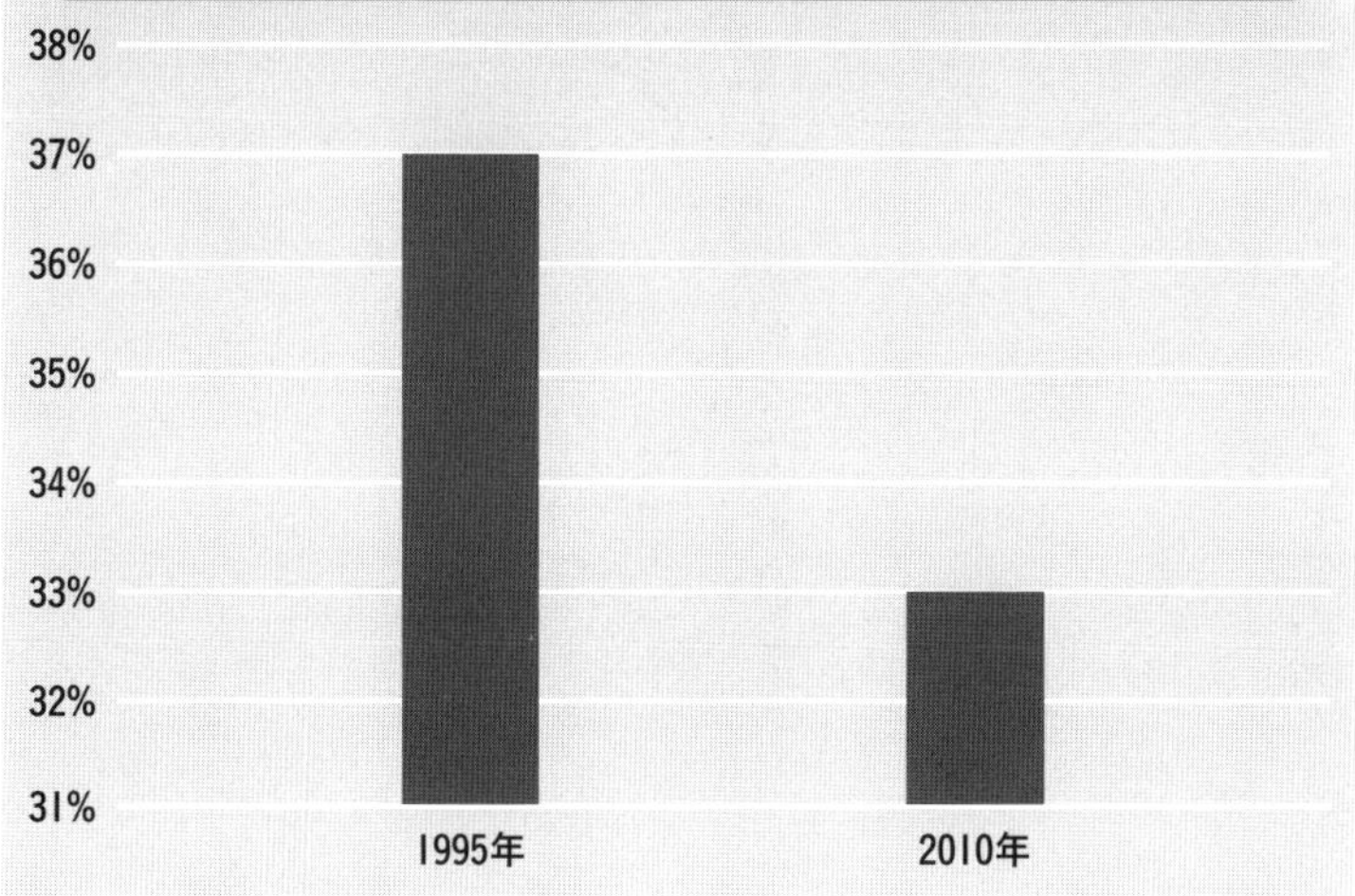

上下ともNHKの「日本人の生活時間・2010」※2のデータに基づきスリープクリニックが作成

高齢者も7時間以上寝ていたが徐々に短くなった

厚生労働省も2003年から日本人の睡眠時間と睡眠休養感（睡眠の良し悪しについての主観的な評価）を毎年、年齢別に調べています※8。コロナの影響もあり、17年間の調査結果しかありませんが、このデータを詳しく調べてみました。

図12がその調査結果です。1949年以前に生まれた70歳以上の高齢者の睡眠時間です。横軸はアンケート調査した年です。**2010年までは70歳以上の高齢者は7時間以上寝ていましたが、それ以降は年々睡眠が短くなっている**ことがわかります。

また、睡眠休養感は、睡眠の満足度を4段階に分類し、アンケート調査を行っています。次のように点数化してわかりやすくしてみました。

充分とれている→3点
まあまあとれている→2点
あまりとれていない→1点
まったくとれていない→0点

図13がその結果ですが、点数が高いほどよく寝たと感じています。睡眠時間の結果と異

なり、良くなったり悪くなったりを繰り返しながら、全体的に徐々に悪くなっており、同様の傾向は18歳から70歳まで一貫して続いています。（※丸で囲んだ2009年は、リーマンショックによる影響を強く受けるため、その影響を排除するために、前後の年の平均値を使って値を補正しています）。

図12　70歳以上の睡眠時間

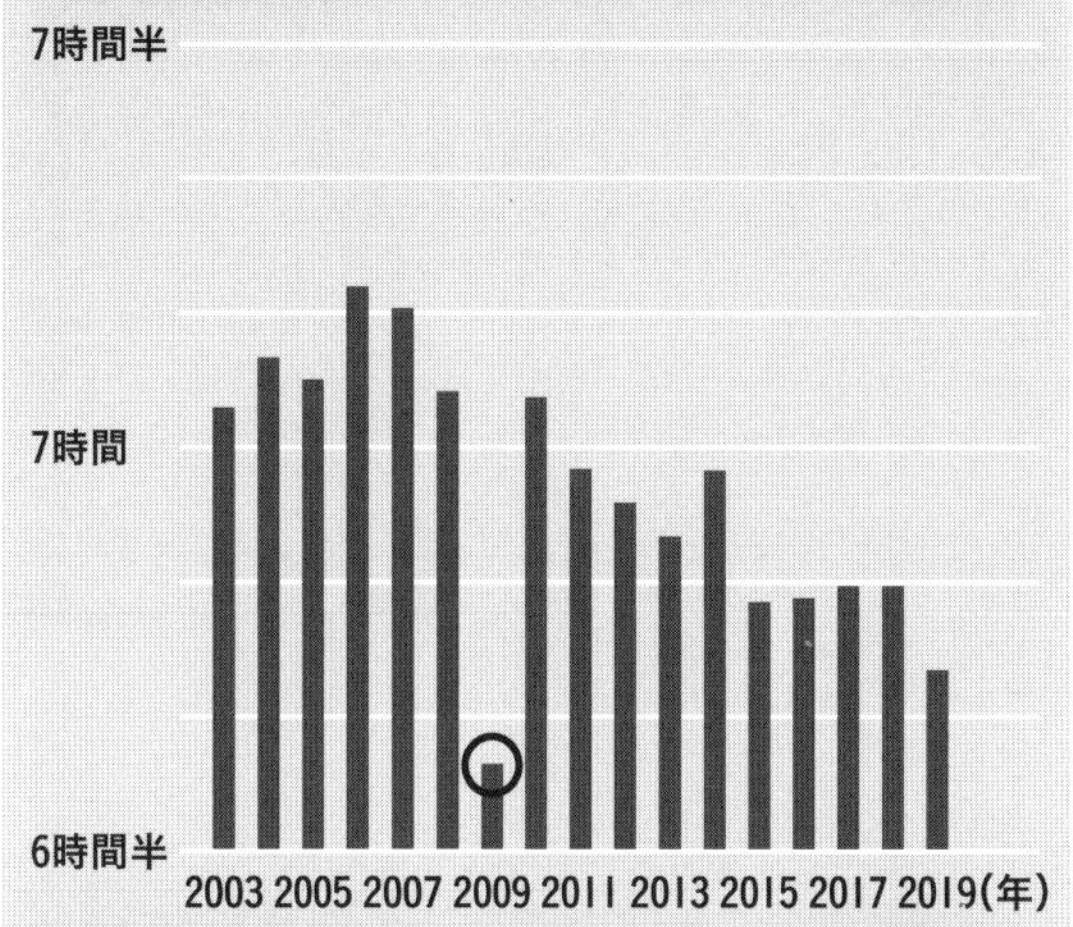

図13　70歳以上の睡眠感

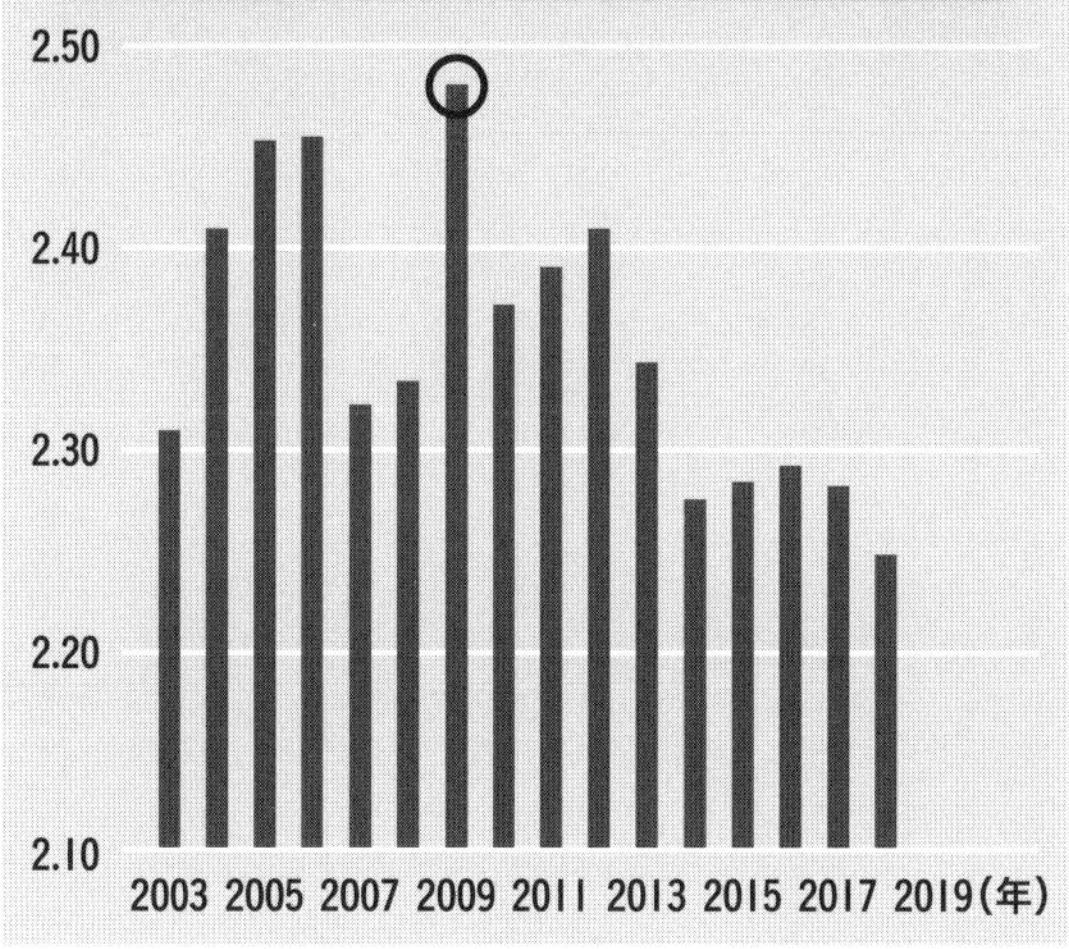

上下とも厚生労働省「国民健康・栄養調査」※8のデータに基づきスリープクリニックが作成 © 2024 Sleep Clinic.

定年退職後は睡眠時間が長くなる

図14を見てください。1933年から1944年に生まれた人の定年退職前後の睡眠時間の変化を示しています。

グレーが65歳時、黒が70歳以上のデータです。

定年退職して**70歳を超えると、65歳に比べある一定の割合で睡眠時間が長くなっている**ことがわかります。おそらく60～65歳で定年を迎え、その後は時間の制限がなくなり、寝たいだけ眠れるようになったので睡眠が長くなったのだと思います。

「差」と書いてある矢印は65歳と70歳以上の人の睡眠時間の差を示しています。生まれた年により多少違いはありますが、いずれの生まれ年でも70歳以上の睡眠時間のほうが長くなっています。このような関係は、次ページで紹介する他の年齢においても、同じようなことが起きているのでしょうか？　65歳で定年を迎える前の10年間で、55～60歳／60～65歳で「差」がどのようになっているのか、次項で見てみましょう。

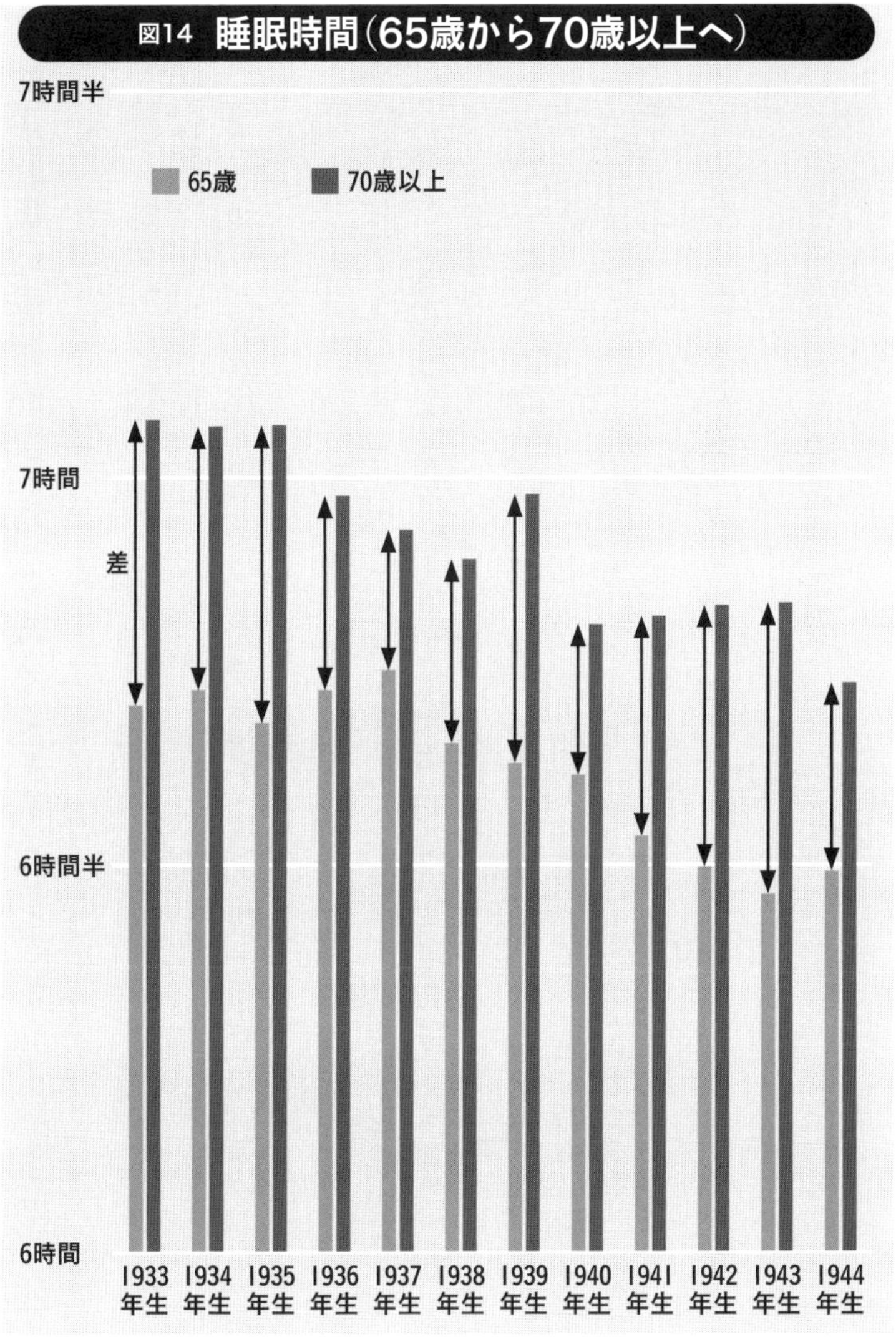

厚生労働省「国民健康・栄養調査」※8のデータに基づきスリープクリニックが作成 © 2024 Sleep Clinic.

定年退職前は睡眠時間がほとんど変わらない

図15を見てください。

1943年から1954年生まれの人の60歳時と65歳時の睡眠の長さを比較したグラフです。この時期は、**5歳年齢が上がっても睡眠時間はほとんど変化していない**ことがわかります。

また、図16は、1948年から1958年生まれの55歳時と60歳時の睡眠の長さです。図15と同様に、**5歳年齢が上がっても睡眠の長さはほとんど変わっていません。**

おそらく定年前の10年間は、一度身につけた睡眠習慣は変わらず、睡眠時間が非常に短いまま推移していると考えられます。

1949年以降に生まれた人から睡眠時間が6時間半を割り始めていますから、**この年以降に生まれたシニア層は定年退職までの10年間、睡眠不足による昼間の眠気から逃れることはできません。**

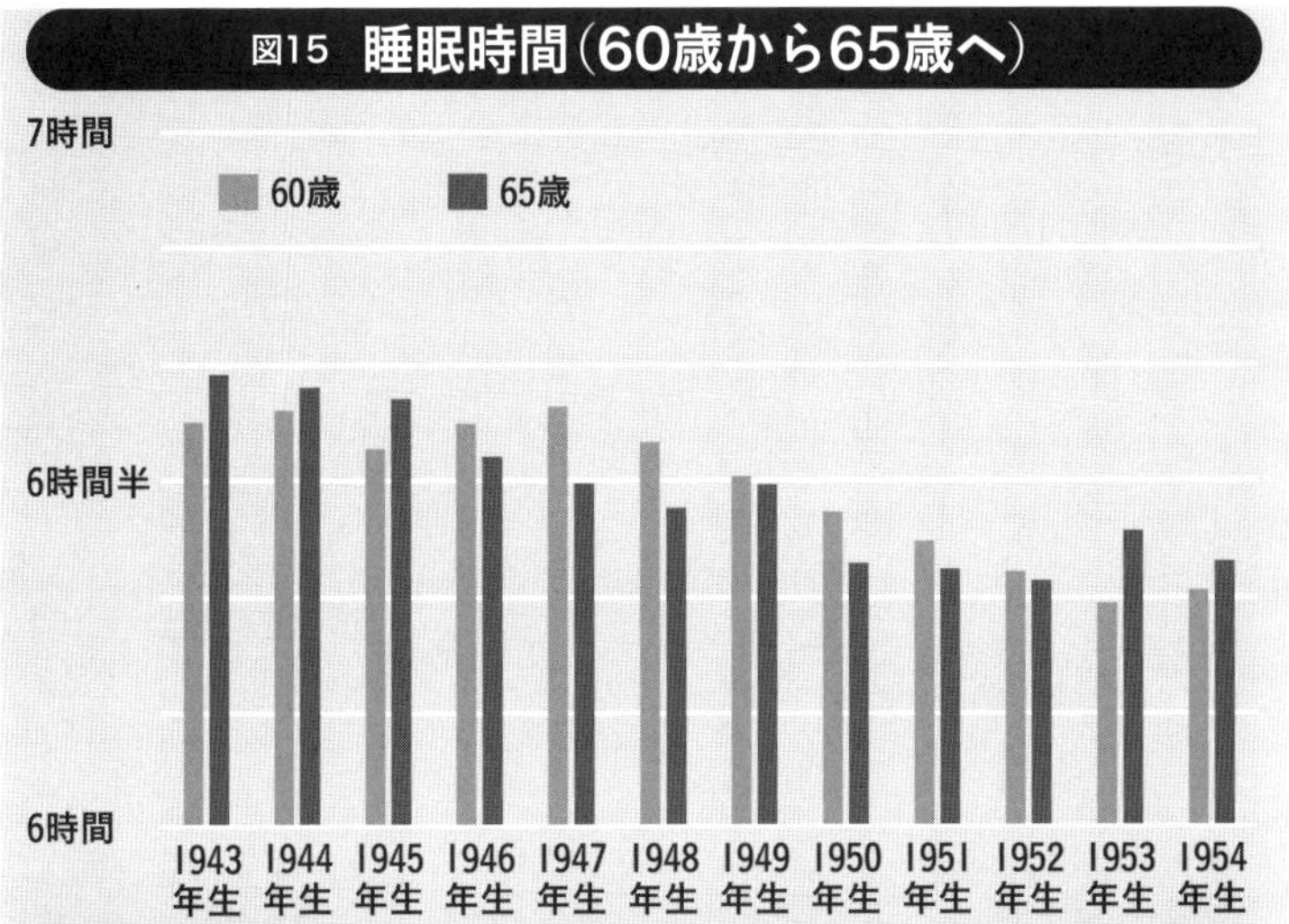

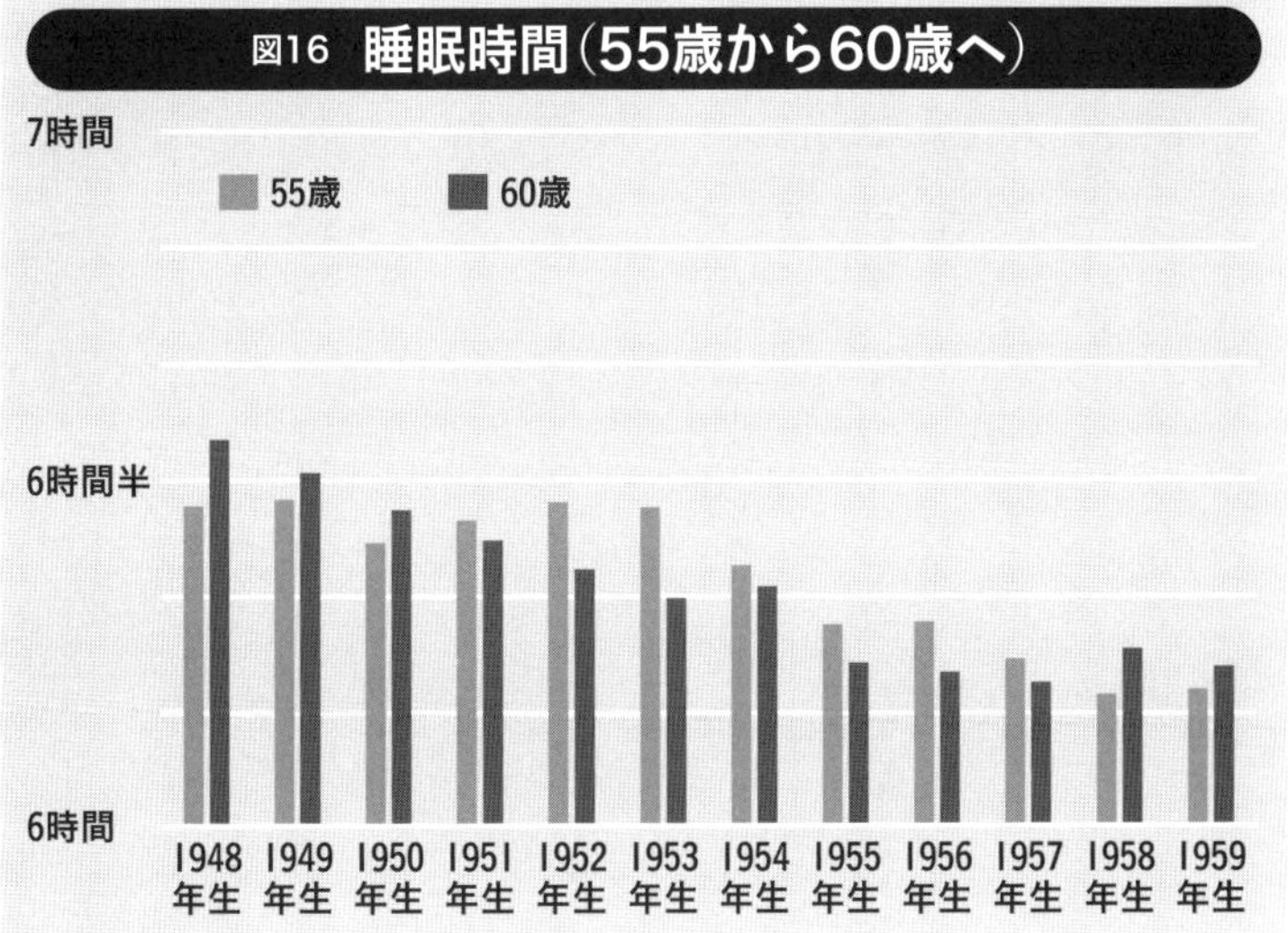

上下とも厚生労働省「国民健康・栄養調査」※8のデータに基づきスリープクリニックが作成

シニアのビジネスパーソンの睡眠時間は短い

さらに図17を見てください。1954年生まれの人の55歳から65歳までの睡眠の長さを示したものです。多少の増減はありますが、この期間の平均睡眠時間は6時間22分で、定年退職前の10年間は睡眠時間がほぼ変わらないことがわかります。

2023年11月、衆議院本会議での岸田文雄首相の答弁中に「ぐっすり寝ていた自民党大幹部」5人の実名および写真が「FRIDAY DIGITAL」で配信され問題となりました。

高木毅国対委員長67歳、森山裕総務会長78歳、萩生田光一政調会長60歳、小渕優子選対委員長49歳、梶山弘志幹事長代行68歳でした（役職・年齢ともすべて当時）。総務会長以外は全員が睡眠時間の減少が加速する1954年以降の生まれで、まさに**睡眠が短く、睡眠が延びない世代**なのです。本会議中に眠くなるのも仕方がないのかもしれません。

この世代に対する対策は、次の章以降にお話しします。

図17　1954年生まれの人の睡眠時間

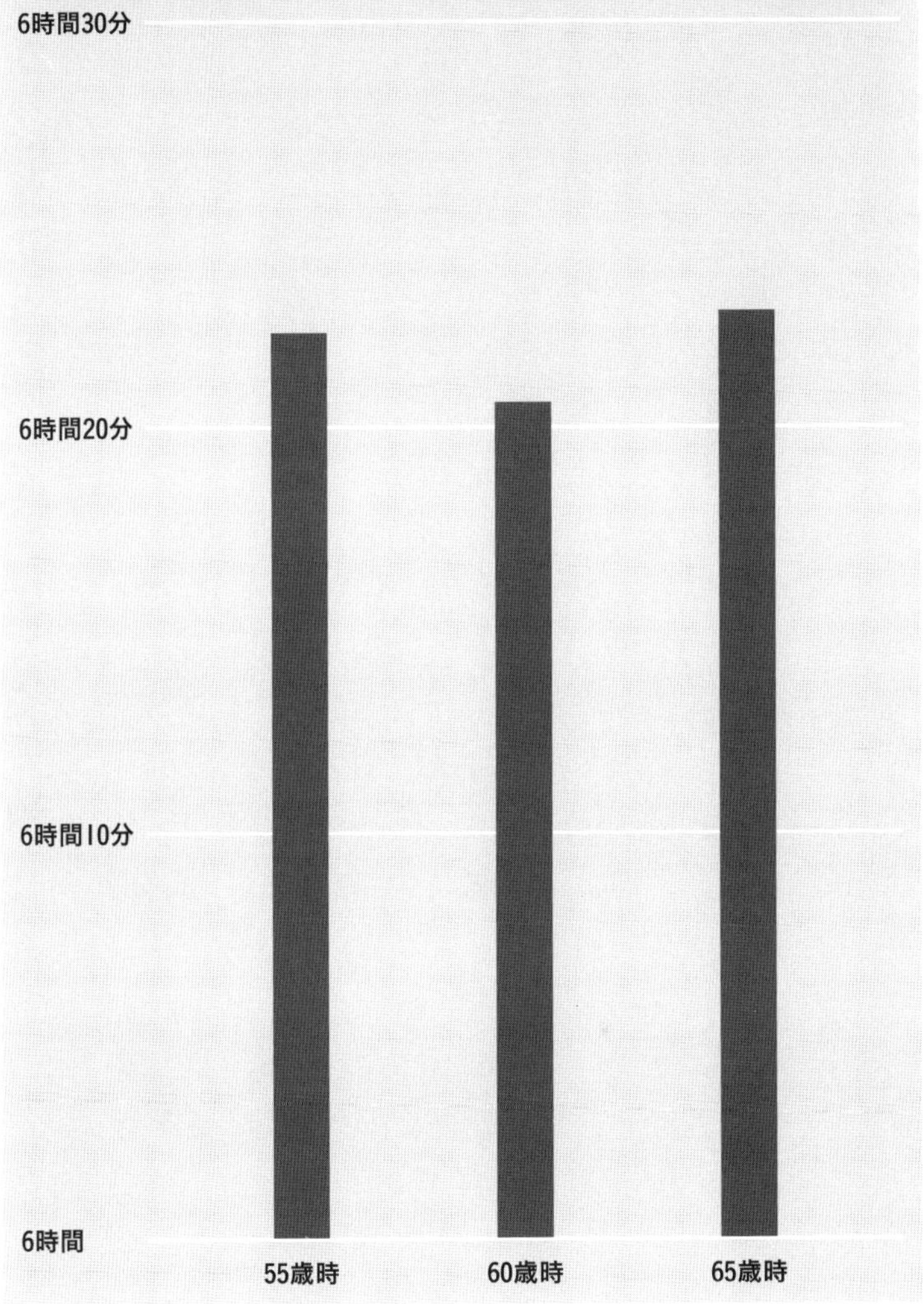

厚生労働省「国民健康・栄養調査」※8のデータに基づきスリープクリニックが作成 © 2024 Sleep Clinic.

30歳から55歳までは睡眠時間はどんどん短くなる

睡眠時間は年々短くなっていることが確認でき、55歳から65歳までは睡眠の長さがほとんど変わらないこともご理解いただけたでしょうか。

では、睡眠時間の短縮はいつから始まるのでしょう。

図18は1964年生まれの人の40歳から55歳までの睡眠の長さを示したものです。**40歳から55歳までの期間に急激に睡眠時間が短くなる**ことがわかります。図19は1979年生まれで30歳から40歳までの睡眠時間の変化です。この期間も睡眠時間は短くなっています。この2つの結果からすると、第一線のビジネスパーソンとして脂が乗ってきて、仕事でも責任がどんどん増していく30歳から55歳までは急激に睡眠時間が短くなることがわかります。

筆者の過去の著書である『4時間半熟睡法』や『朝5時半起きの習慣で人生はうまく行く！』（ともにフォレスト出版）などで紹介しているように、志が高く向上心の高いビジネスパーソンにとっては、この時期に睡眠が短くなってしまうことは避けられないと感じています。

図18　1964年生まれの人の睡眠時間

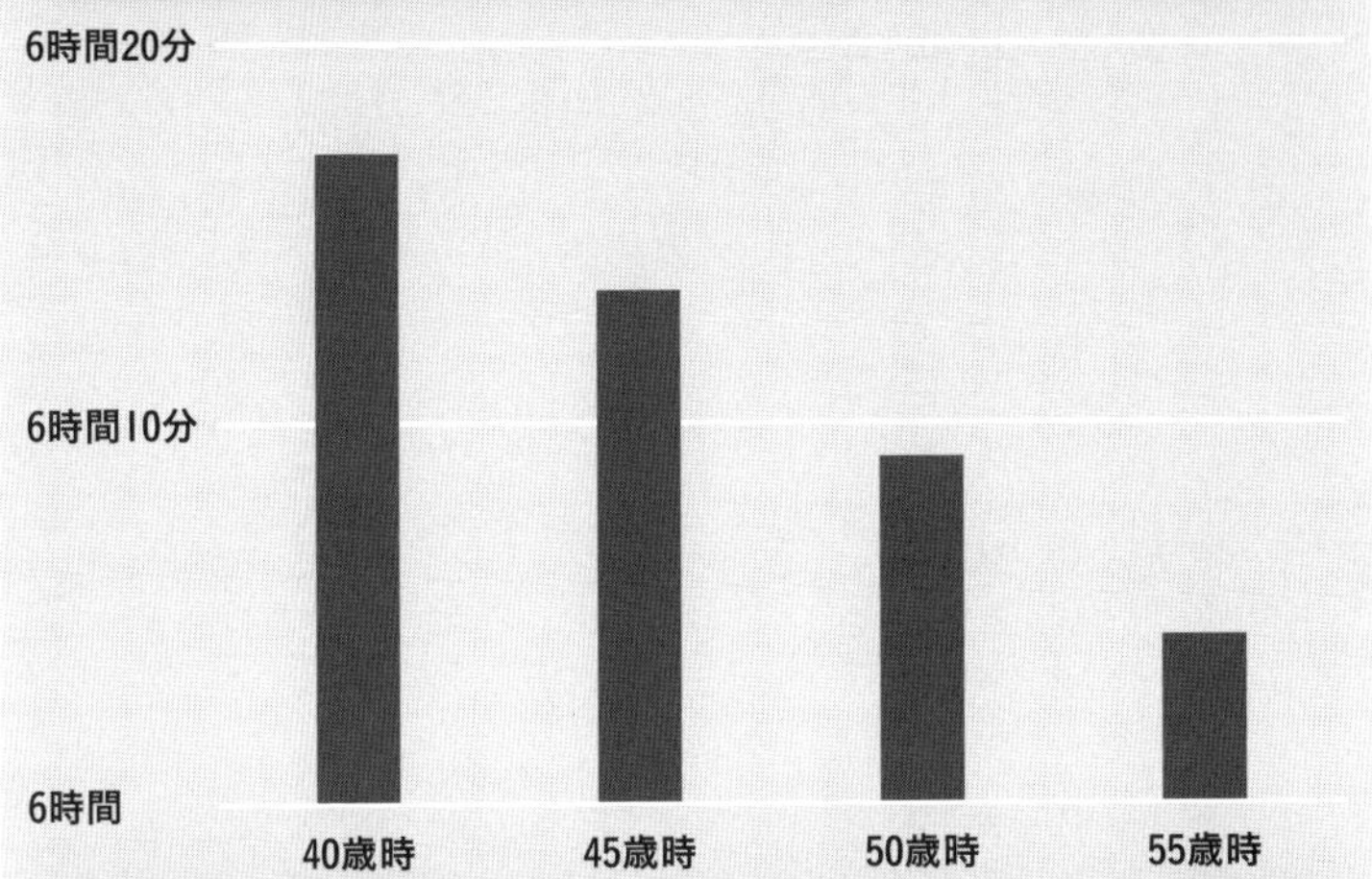

図19　1979年生まれの人の睡眠時間

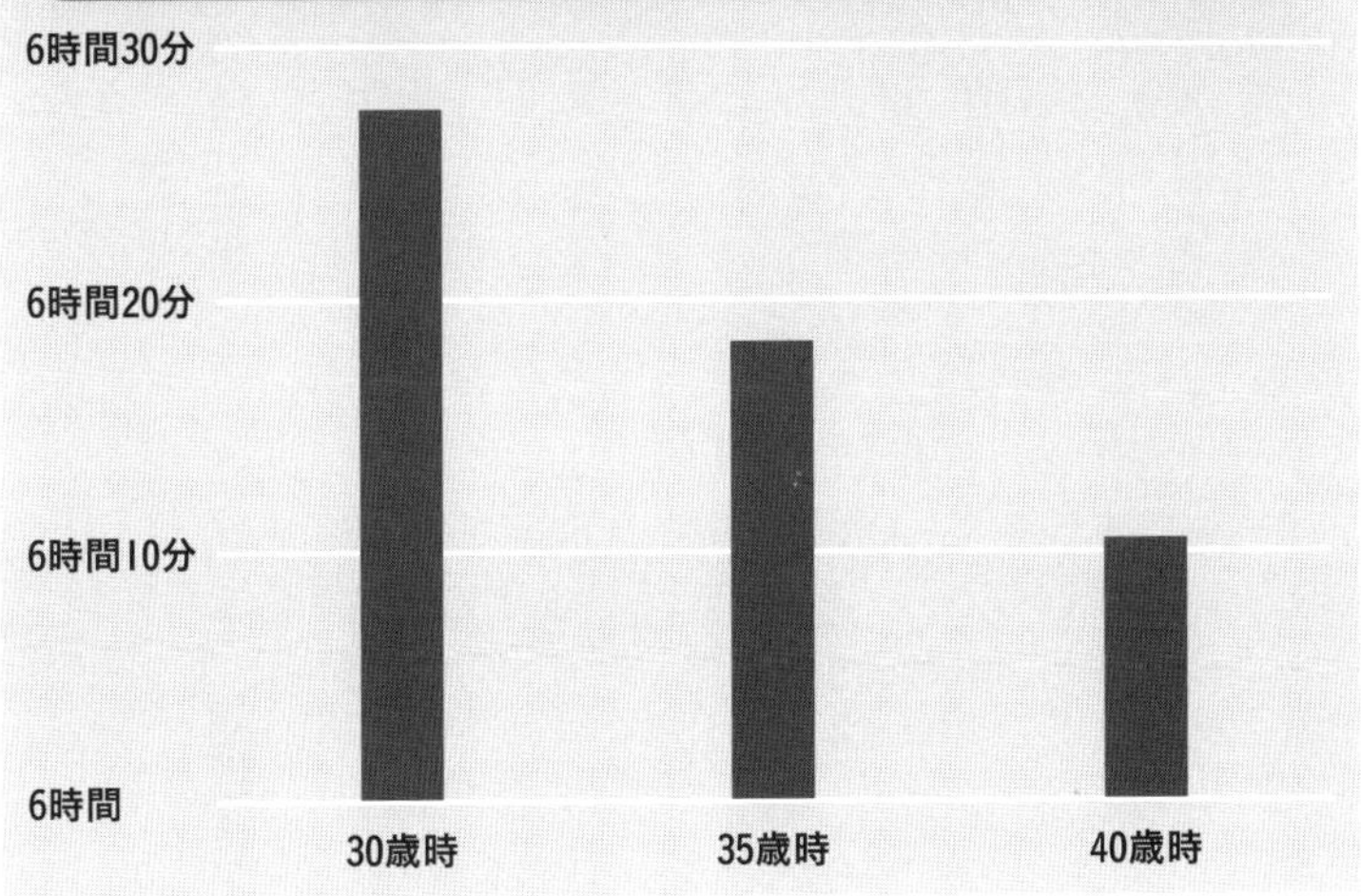

上下とも厚生労働省「国民健康・栄養調査」※8のデータに基づきスリープクリニックが作成

睡眠時間が一番長いのは大学生時代

図20は1986年生まれの18歳から30歳までの睡眠時間を示しています。**睡眠時間は21歳をピークに、急激に短くなっています。**

おそらく、18歳は受験勉強があるために睡眠が短くなり、一方で生活時間に一番制限がなく、睡眠力も強く、20歳前後の大学生の時期が一番睡眠時間が長くなることが考えられます。

そして、社会人となった後の25歳以降は睡眠力の低下と仕事による睡眠制限で睡眠時間が短くなっていく……というわけです。

これらの結果を踏まえると、大学生時代をピークに**睡眠は21歳から55歳まで減り続け、それを抑止する要素はほとんどないことがわかります。そして、定年前の55歳から65歳までは短いまま変わらず、65歳で定年を迎えてしまうと、以降は仕事がなくなることで、余暇を上手に過ごせない高齢者は特に、睡眠時間が延びる**ことがわかります。

そして、面白いことに睡眠時間の長短と「よく寝た」と感じる睡眠休養感については、このグラフと同じような推移をとらないのです。次項で説明します。

図20　1986年生まれの人の睡眠時間

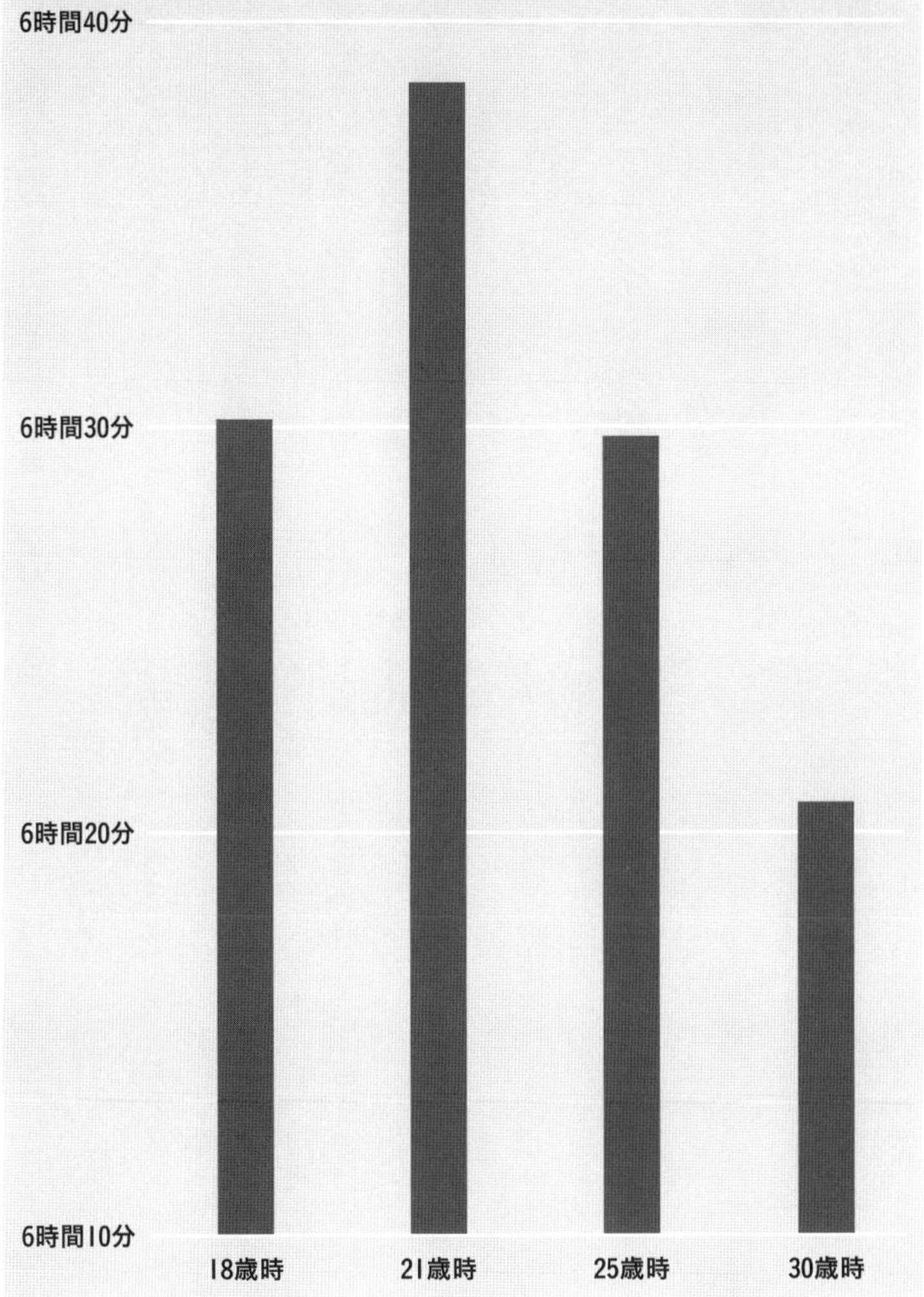

厚生労働省「国民健康・栄養調査」※8のデータに基づきスリープクリニックが作成 © 2024 Sleep Clinic.

睡眠時間と睡眠休養感の奇妙な関係

図21と22は、今まで使ってきた厚生労働省の睡眠時間と睡眠休養感のデータを1つのグラフにまとめたものです。1935年以前生まれか1990年生まれまで、各世代の睡眠時間を平均しています。

図21は睡眠時間です。誕生年が若くなるほど線は下に降りてきますので、現代に近づくほど睡眠時間が短くなっています。矢印で示しているように25歳から60歳までは睡眠が短くなり、65歳からは睡眠時間は長くなっています。

一方、図22の睡眠休養感は、25歳から45歳までは悪くなっています。しかし、**45歳からは急激に休養感が良くなり睡眠不足感が軽減**しています。

つまり、45歳から60歳までは睡眠時間は短くなるのに、睡眠不足感はなくなっているのです。睡眠不足感はないので、この間は睡眠時間が長くなることは期待できません。実際に、45歳を過ぎると、昔はいつまでも眠れたのに朝早く目が覚めてしまうと感じる人が増えてくる時期だと思います。

45歳から60歳までは睡眠時間は長くならない。

これが結論です。したがって45歳以降に睡眠を長くする睡眠指導や睡眠政策は効果が薄いだけでなく、睡眠薬の使用率を増やす結果を招く可能性があるので得策ではありません。

日本人の睡眠の短さを改善するためには、45歳までの睡眠時間をいかに増やすかが重要になります。その解説は第2章で行っていきます。

図21　誕生年と睡眠時間

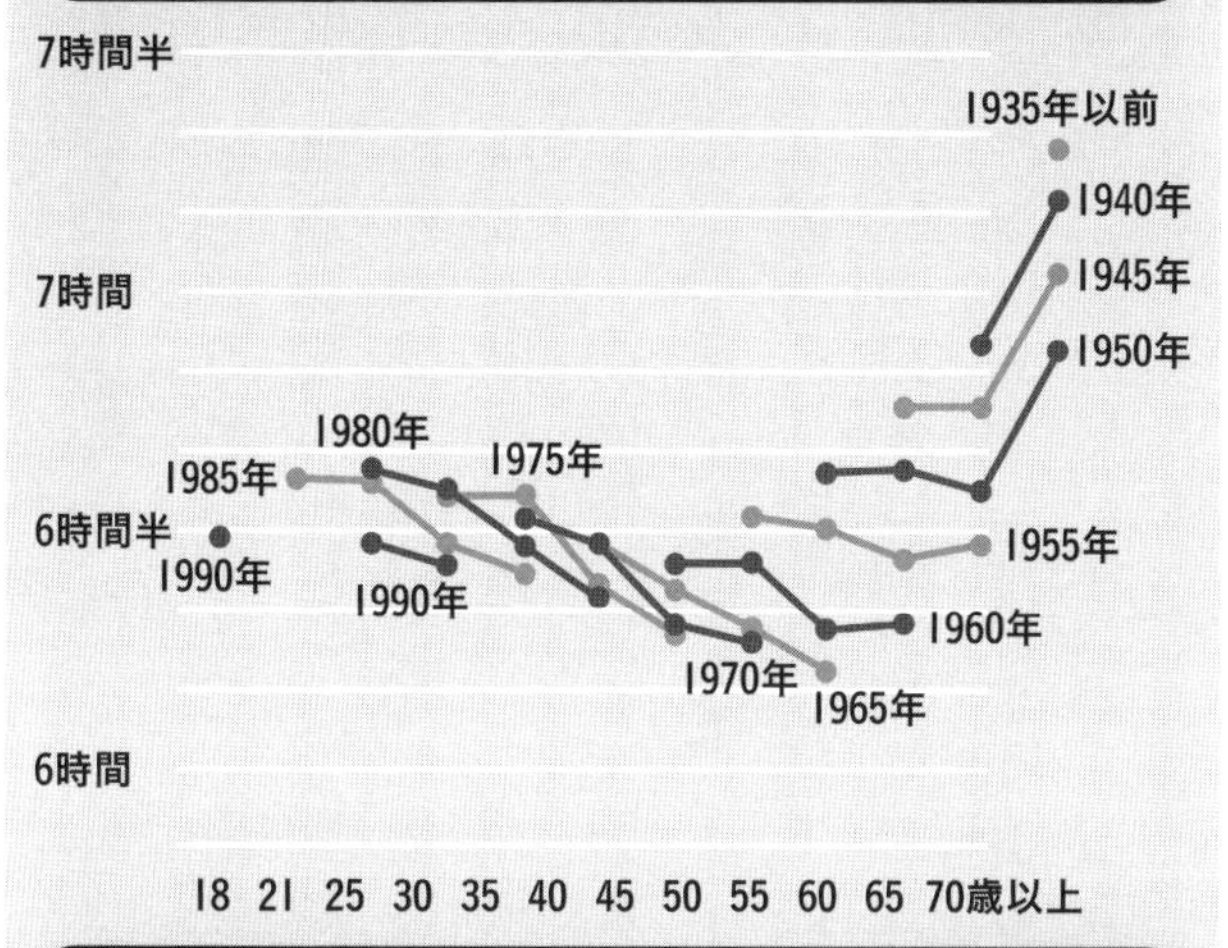

図22　誕生年と睡眠休養感

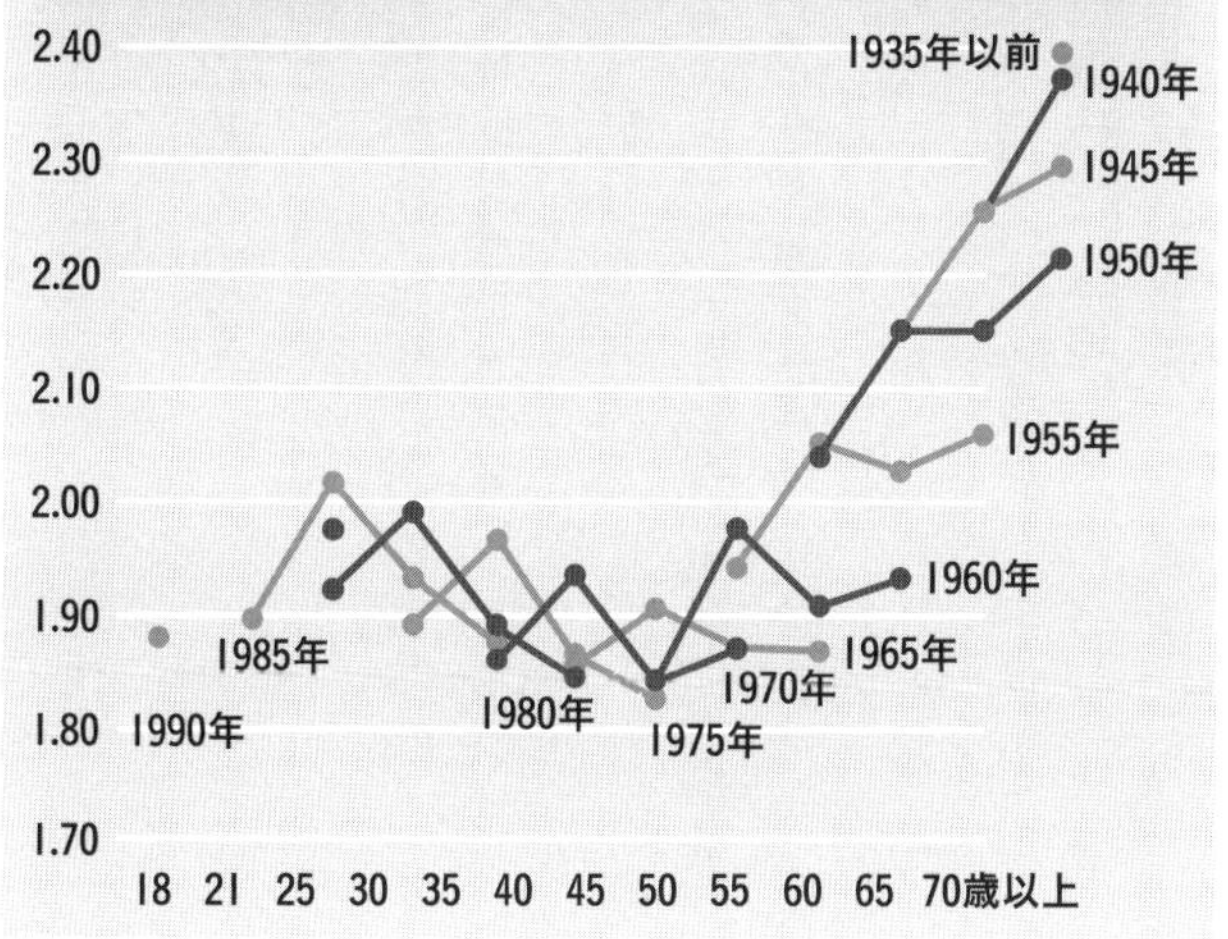

上下とも厚生労働省「国民健康・栄養調査」※8のデータに基づきスリープクリニックが作成 © 2024 Sleep Clinic.

第1章の結論

① 健康になればなるほど睡眠時間は短くなる
② 睡眠時間は長いほうが問題である
③ 睡眠時間が長いと10年後の死亡率が高く死亡者数も多い
④ 日本は世界でもっとも睡眠時間が短い国になってしまった
⑤ 日本人の睡眠時間は半世紀かけて徐々に短くなった
⑥ 「夜遅く寝て朝早く起きてしまう」日本人が加速度的に増えた
⑦ 高齢者も7時間以上寝ていたが徐々に短くなっている
⑧ 定年退職後は睡眠時間が長くなる
⑨ 定年退職前は睡眠時間がほとんど変わらない
⑩ シニアのビジネスパーソンの睡眠時間は短い
⑪ 30歳から55歳までは睡眠時間はどんどん短くなる
⑫ 睡眠時間が一番長いのは20歳前後の大学生時代
⑬ 45歳以降は睡眠時間が短いのに睡眠休養感はある

第2章

睡眠時間は正しく延ばせ

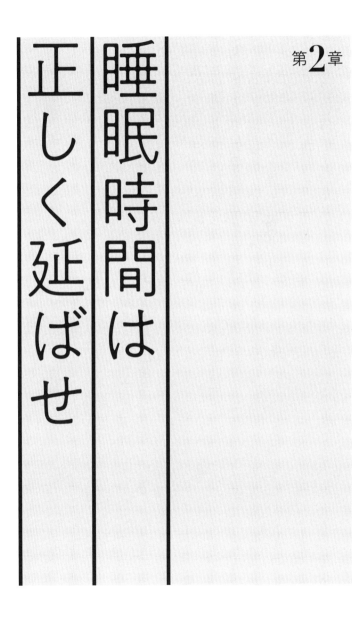

高齢者の睡眠時間を増やそうとすると眠剤使用が増える

図23は、2010年に発表された睡眠薬の処方率※9のデータと厚労省の「国民健康・栄養調査」の睡眠時間をひとつにまとめたグラフです。黒丸が男性で白マルが女性です。50歳以下の年齢のデータは、図の左下にまとまっており、睡眠薬の処方率はほぼ3％以下になっています。しかし、55歳以上になると急激に睡眠薬の処方率が上がり、65歳以上の女性では睡眠薬の処方率が10％以上になります。

ここで大切なことは、男性も女性も、**高齢者においては睡眠時間が長くなると睡眠薬の使用が増えている**ということです。つまり、**高齢者に睡眠時間を長くするように指導をすると、結果的に睡眠薬の使用が増えてしまうのです。**

高齢者に適した睡眠指導に関して、簡単に7つのポイントを列挙します。

①　7時間以上床にいない。
②　1日7000歩程度の活動をする。
③　1日7時間程度のデスクワークを行う。
④　うたた寝や午後の長い昼寝をしない。
⑤　ストレスを溜めない。
⑥　昼と夜の光を調節する。
⑦　寝る前に体温を上げる。

高齢者への睡眠指導に関しては、私の著書である『75歳までに身につけたいシニアのための7つの睡眠習慣』（横浜タイガ出版）に詳しく書いておりますのでご参照ください。

図23　睡眠時間と睡眠薬の処方率

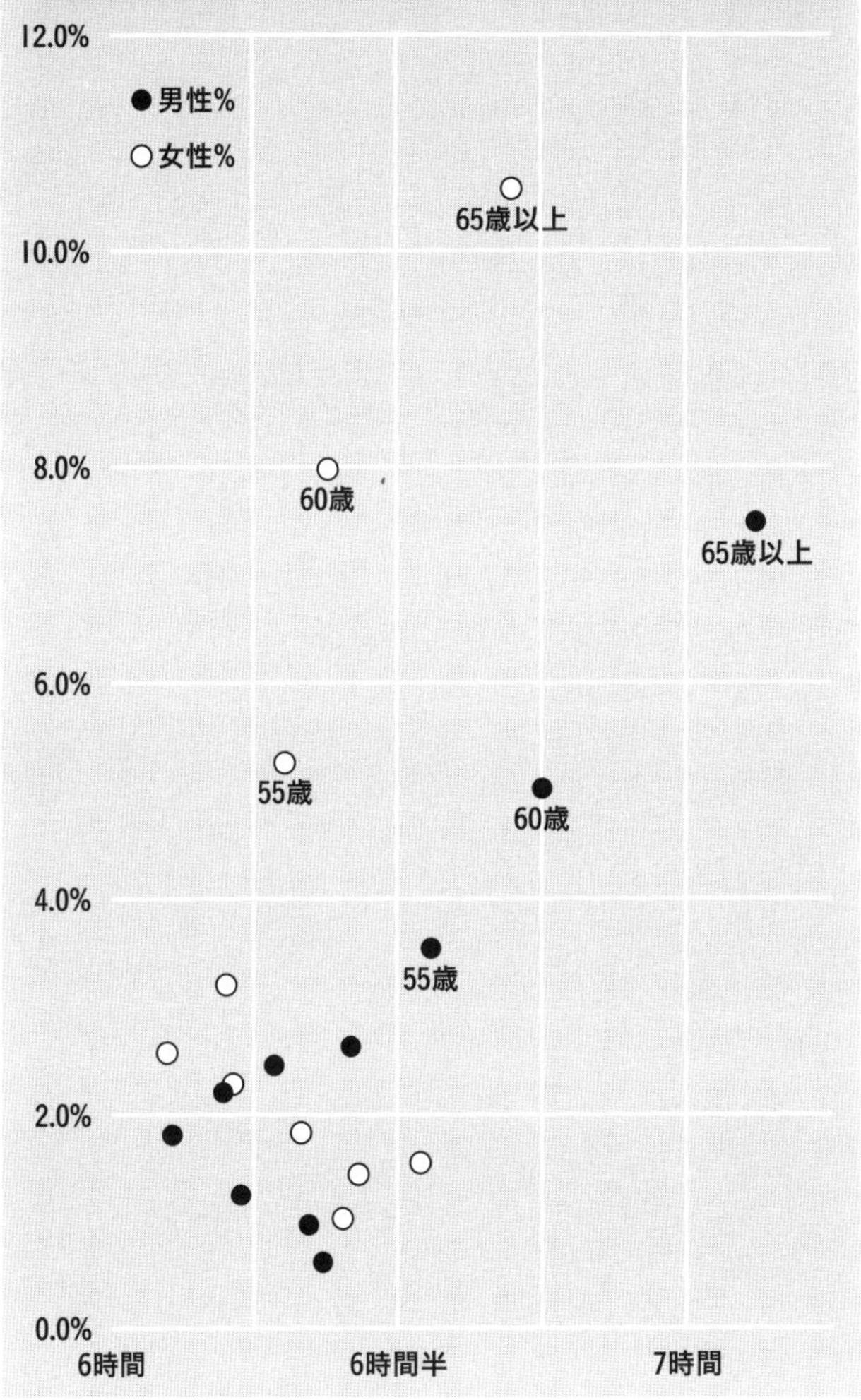

厚生労働省「国民健康・栄養調査」と三島和夫ら（2011年）※9のデータに基づきスリープクリニックが作成 © 2024 Sleep Clinic.

子供の睡眠時間を増やすと不登校が増える

図24は、文部科学省から発表されている1991年度から2022年度までの生徒・学生の不登校率※10です。小中学生の不登校率は徐々に増えていましたが、コロナによってさらに加速しました。義務教育ではないため、中学生より低い高校生の不登校率もコロナ後は増加しています。

実際に、5か所のスリープクリニックおよび大学病院で診察をしていてもこの10年間は不登校が大幅に増え、コロナで急激に増加しています。

図25は、2010年から2020年までの社会基本調査から抽出した小中高生の睡眠時間の結果で2015年から若者の睡眠時間が延び始めています。2つのグラフを合わせて見ると、**睡眠時間が延びると不登校率が増える**ようにも見えます。

不登校を睡眠という切り口で見てみますと、コロナで自宅学習が増え、いくらでも眠れるようになったことが一番の原因です。前章で紹介した定年退職後は睡眠時間が急激に延びるということを思い出してください。自宅学習も同様のことが起こるというわけです。**児童・生徒の場合眠る力が強いので、起床時間を遅くして睡眠時間を長くしてしまうのです。その結果、全体的に生活リズムが遅れてしまう**わけです。

一旦遅れたリズムをもとに戻すことは非常に困難で、不登校になるリスクを高めていることがわかります。クリニックや大学病院における診察においても、普段から睡眠リズムが遅い人が不登校になりやすい傾向があります。

図24　生徒・児童の不登校率

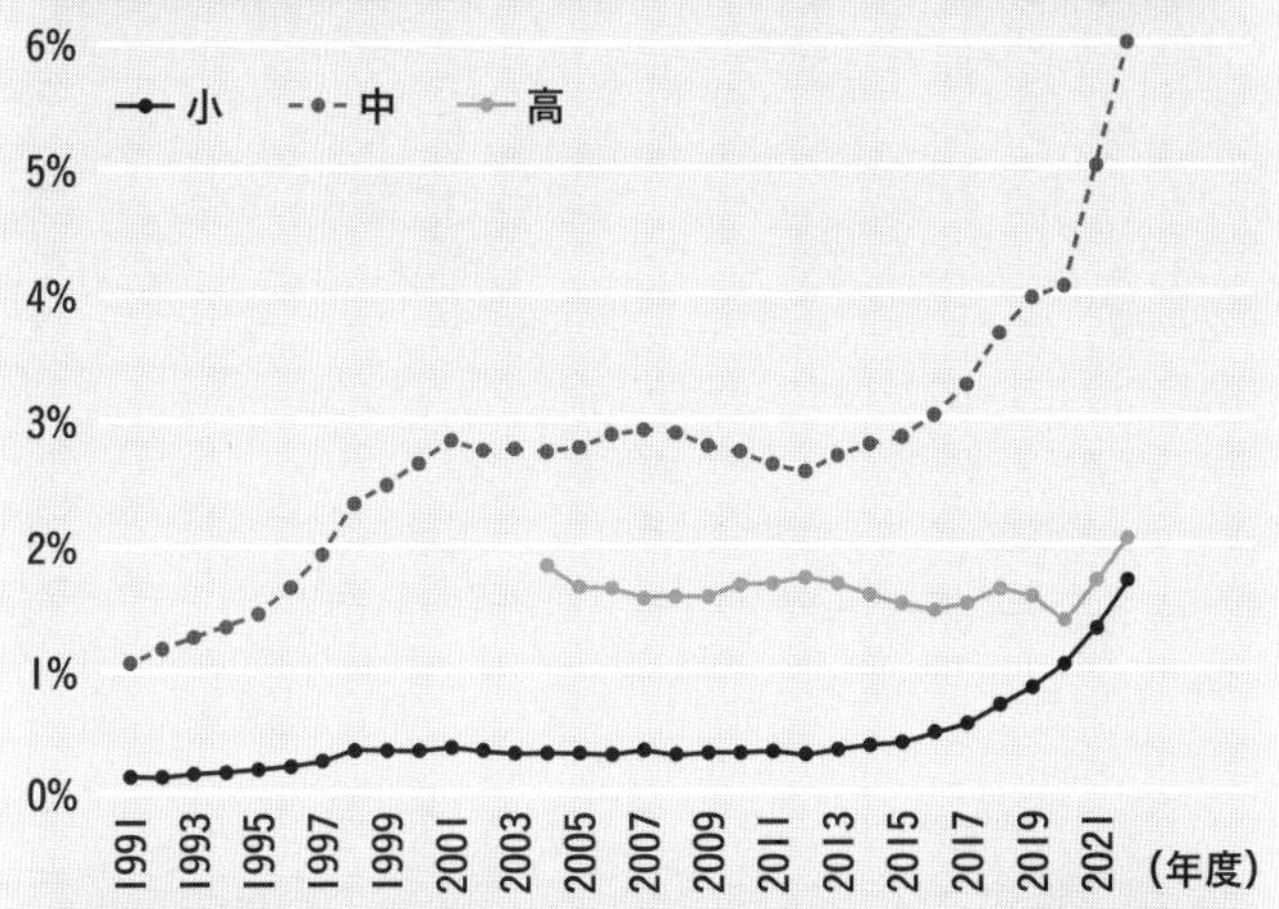

図25　小中高生の睡眠時間推移

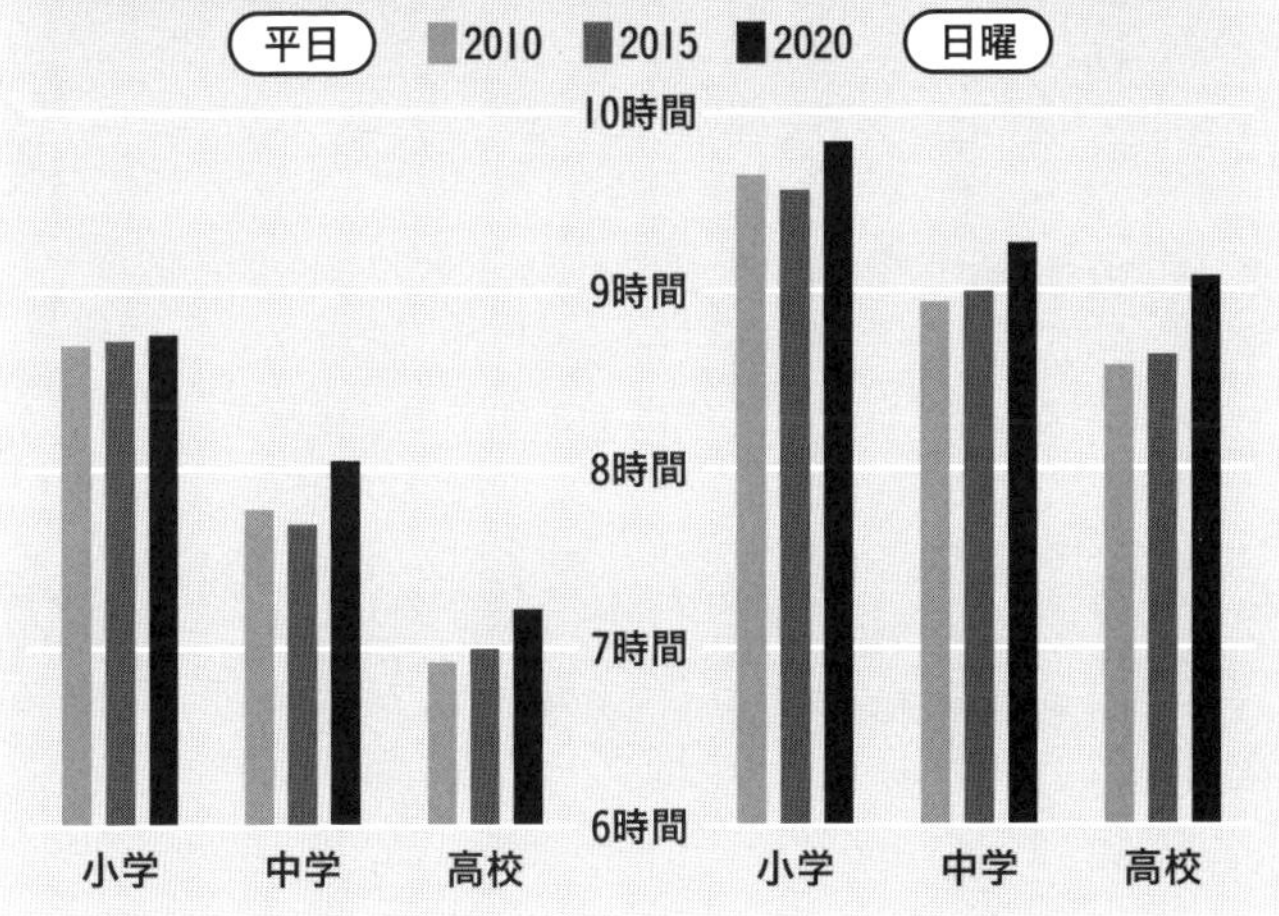

(上)令和４年度 児童生徒の問題行動・不登校等生徒指導上の諸課題に関する調査結果※10 小・中学校・高等学校の長期欠席(不登校等)、(下)「社会生活基本調査」(総務省)のデータ基づきスリープクリニックが作成 © 2024 Sleep Clinic.

小中学生の不登校が私立より国公立のほうが多いワケ

図26は、文部科学省が発表した、2016年度から2022年度までの小中学生の不登校率です。国公立と私立を分けて表示しています。2018年度以前においても、国公立のほうが不登校率は高めでしたが、2019年度のコロナ以降は、明らかに**国公立のほうが不登校率は高くなりました。**

これを睡眠医学的に考えると、国公立と私立の最大の違いは、土曜日に登校しないといけないか否かです。若者は学校がないと起きる時間が遅くなります。私立の場合、起きる時間が遅れるのは日曜日のみですが、国公立の場合、土曜日と日曜日の2日間にわたり起きる時間が遅くなります。このことが国公立の不登校率を上げている要因のひとつだと思います。

「ゆとり教育」で土曜日が休みになり始めたのが1992年で、国公立で完全に休みになったのが2002年です。週末ゆっくりできることで、児童・生徒の睡眠時間は長くなりましたが、**週末に睡眠リズムが遅れてしまい、それが引き金となって不登校が増えた**可能性が考えられます。

その違いが大きく出たのがコロナ以降で、土曜日授業を行っている私立に比べ国公立の不登校率が急激に増えてしまったのです。若者の睡眠時間を延ばすことは大切ですが、同時に**適切な睡眠指導を行わないと不登校を増やしてしまうリスクもある**のです。

図26 小中学生の不登校率、国公立と私立の比較

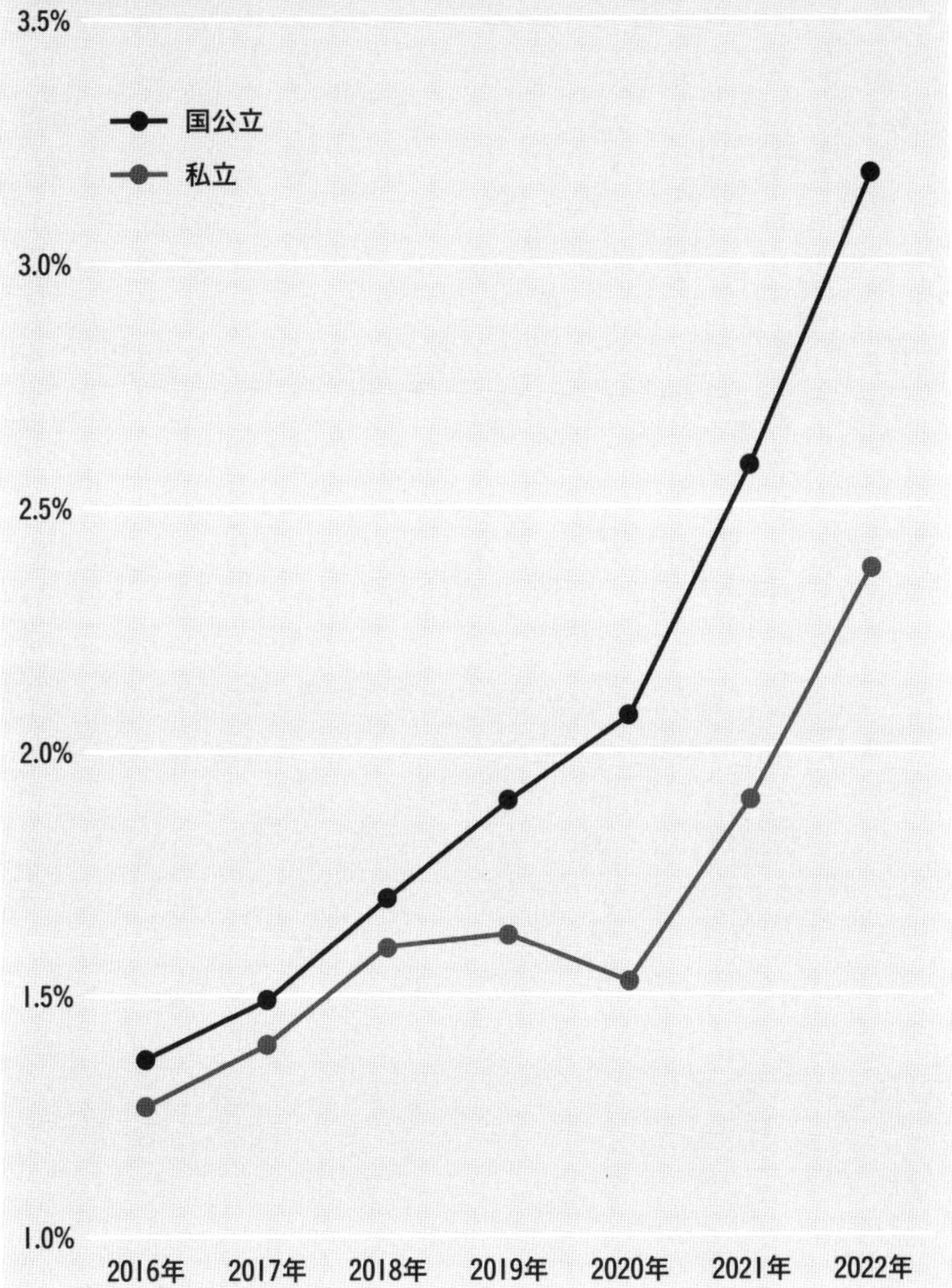

文部科学省「児童生徒の問題行動・不登校等生徒指導上の諸課題」に関する調査※10のデータに基づきスリープクリニックが作成 © 2024 Sleep Clinic.

一度ズレた体内時計を戻すには時間がかかる

人の体の中には非常に正確な時計が入っています。**体内時計**と呼ばれています。体内時計はさまざまな調整機能によってだいたい24時間になっています。1年たっても体内時計はズレません。しかし、体内時計が24時間1分だったとしましょう。すると1年後には365分遅れますから6時間も遅れてしまいます。毎朝6時に起きていた人が昼の12時に起きるようになってしまいます。たとえ1秒ズレていたとしても1年間で6分もずれてしまいます。

この体内時計は、眠くなる時間、朝、目が覚める時間を決めているだけでなく、ホルモンの分泌や、心拍数、体温などすべての機能のタイミングを決めています。体内時計が1時間遅れると、眠くなる時間も目が覚める時間も1時間遅れます。

休日の2日間朝寝坊すると、体内時計が30〜45分遅れてしまうことが、複数の実験で確認[※11]されています。しかも、この**体内時計は、遅らせることは簡単ですが、早めることが難しく、1日で作った遅れを取り戻すのに少なくとも2日かかります。**

つまり、土曜日と日曜日の2日間午後に起きると、その遅れを取り戻すには少なくとも週末までかかりますし、遅れたまま週末を迎える場合もあります。その間、体内時計は遅れたままになりますので、眠くなる時間が遅れます。しかし、平日は会社や学校があるので起きる時間は決まっています。したがって、週末までの4〜5日間は睡眠時間が短くなってしまうのです。これが平日の睡眠時間を短くしている最大の原因です。

平日に睡眠不足が蓄積するので、その蓄積した睡眠不足を解消させるために再び週末朝寝坊して午後に起きるという悪循環を繰り返すようになるのです。

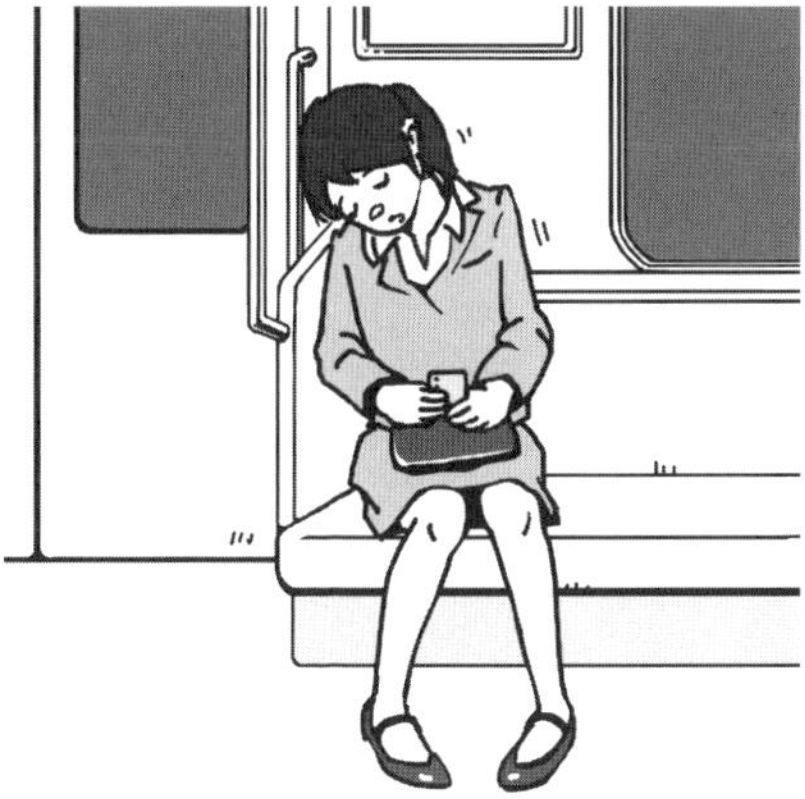

体内時計は朝の光によって調整される

体内時計の周期は、時計遺伝子[※12]と呼ばれているいくつかの遺伝子の働きで作られていて、現代人の生活サイクルの中で、1日だいたい24時間の時計を作り出しています。具体的には、3つの時計遺伝子[※12、13]の働きでおよそ25時間の時計を作り出します。しかし、25時間時計だと毎日寝る時間も起きる時間も1時間ずつ遅れてしまいます。これを24時間にするために**「光」が重要な役割を果たします**[※14]。

図27を見てください。24時間時計に黒で睡眠時間帯を示しています。睡眠時間帯の前後に、色が塗られた部分が2箇所あります。縦縞なしの色が塗られた部分に太陽光のような明るい光が当たると25時間を24時間に短縮します。一方、縦縞の部分に明るい光が当たると25時間を26時間に延長します。実際には21時から24時までに太陽光にあたることはないので、体内時計が26時間になることはありません[※15、16]。

無地の部分の早い時間帯（色が濃い時間帯）に光が当たると体内時計はより短縮し、縦縞部分の遅い時間帯（色が濃い時間帯）に光が当たるとより延長します。また、明るければ明るいほど、この短縮と延長は大きくなります。

我々は25時間の時計を持っていますが、通常は朝6時半頃に起きて出社・通学の準備をします。会社や学校までの2時間、太陽光を浴びることになります。この太陽光によって毎日25時間を24時間に短縮しているのです。

例えば、**休日の2日間お昼まで眠ってしまうと完全にグレーの部分がなくなり、体内時**

計を短縮する部分がなくなってしまいます。さらに起きる時間が遅くなり、眠くなる時間も遅れれば、活動時間帯も遅くなるため、夜中にパソコン、テレビ、ゲームなど弱い光を発する機械を使ってしまいがちになります。すると、**縦縞の時間帯に弱い光を浴びることになるので体内時計がさらに遅れてしまいます。**

図27　体内時計を調節する時間帯

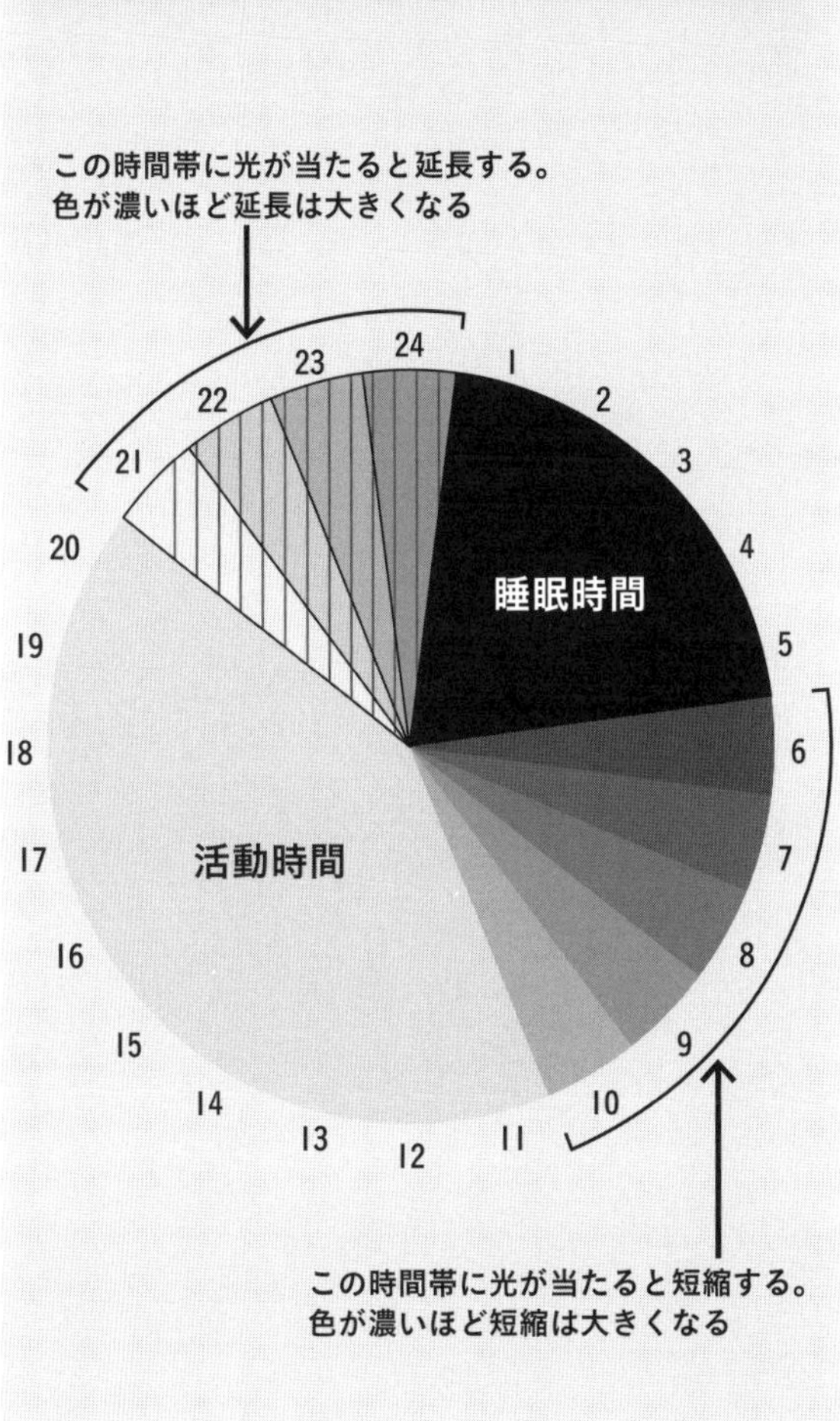

Honma Kら（1987年）※15のデータに基づきスリープクリニックが作成

諸悪の根源は「ソーシャル・ジェットラグ」にある

平日と休日の睡眠リズムのズレを、「**ソーシャル・ジェットラグ**」[※17]と呼んでいます。このソーシャル・ジェットラグが不登校を増やし、日本人の睡眠時間を短くしている原因です。

図28は2021年の社会生活基本調査から女子高生にあたる世代の平日と休日の睡眠時間の結果を黒で示しています。上が平日、下が日曜日です。平日は平均で23時37分に寝て6時36分に起きています。グレーの早い時間に起きて、その時間に通学しますから強い太陽の光を浴びるので、体内時計は25時間から24時間に短縮されます。

日曜日は23時27分に寝て8時50分に起きますので、グレーの濃い時間帯は眠っており、体内時計の短縮は行われません。週休2日制を採用している国公立校では土曜日も同じような時間帯まで寝ていますので2日連続で体内時計が遅れます。

56ページで説明したように、2日間朝寝坊しただけで、体内時計が30〜45分遅れることは過去の実験でも確認されています[※11]。

ソーシャル・ジェットラグによって生じる体内時計のズレによって生じる睡眠不足、その睡眠不足がさらにソーシャル・ジェットラグを生じさせる。この悪循環を繰り返すのです。

一方、休日も平日も同じ時間に寝起きしているソーシャル・ジェットラグのない人は体内時計も遅くならないので、このような悪循環を繰り返すことはありません。

図28　女子高生の平日と休日の睡眠時間

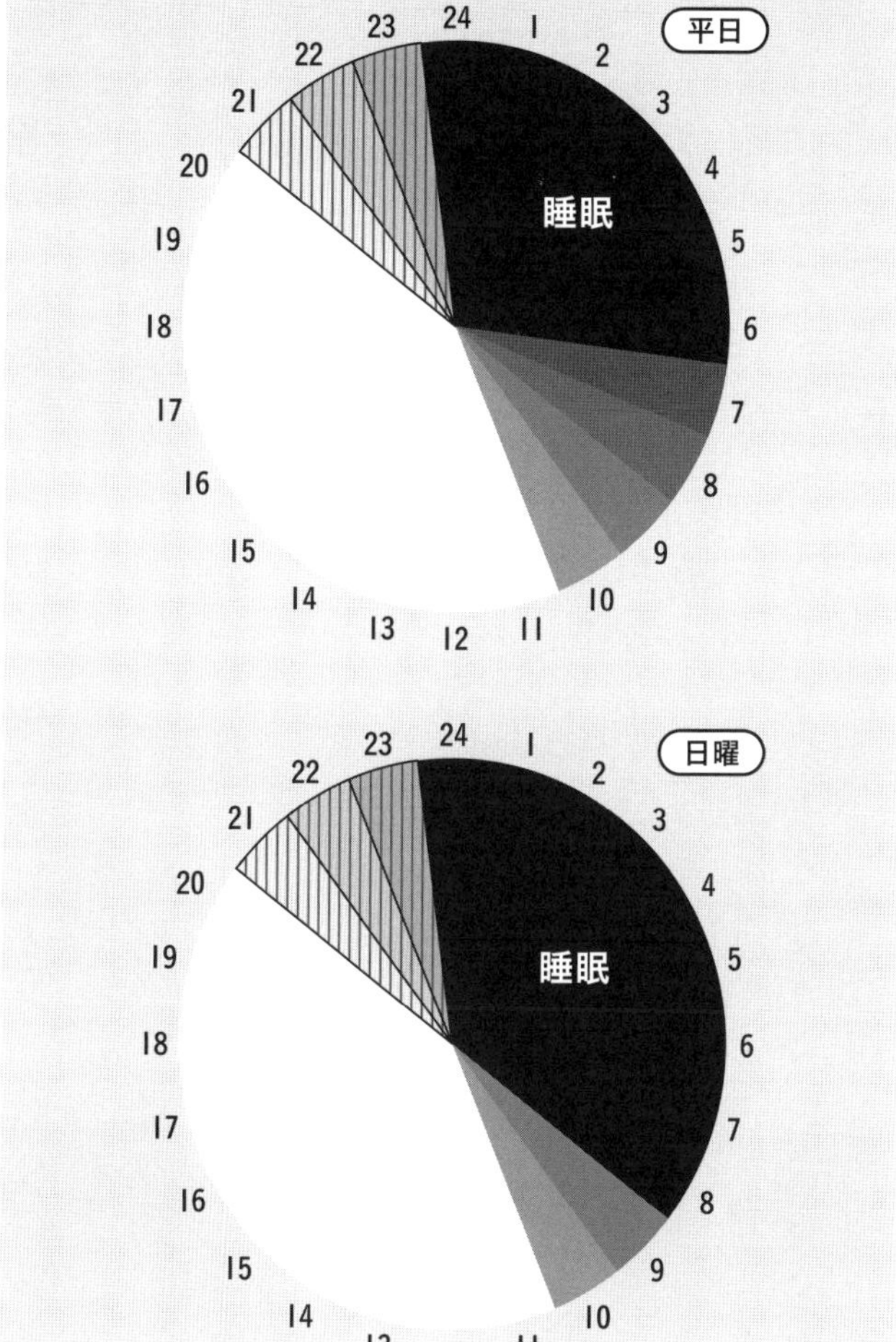

「社会生活基本調査」（総務省）とHonma Kら（1987年）※15のデータに基づきスリープクリニックが作成 © 2024 Sleep Clinic.

睡眠習慣形成に重要な時期に拡大化するソーシャル・ジェットラグ

ソーシャル・ジェットラグの目安となるのが平日と週末の就寝時間と起床時間の差です。図29は2020年、10歳以上の国民に総務省が行った社会生活基本調査から就寝時刻と起床時刻を取り出した結果です。上から、全世代、小学生、中学生、高校生の順番です。

小学校から高校まで**年齢が上がるとともに、就寝時間も起床時間も遅くなっている**ことがわかります。就寝時刻はどの世代においても平日と休日でほとんど差がありません。しかし、起床時間は、全世代においては土曜日で30分、日曜日は40分遅れていました。小学生は、土曜日で55分、日曜日は66分遅れ、中学生は、土曜日で1時間1分、日曜日は1時間14分遅れ、高校生は、土曜日で1時間17分、日曜日は1時間49分も遅れていました。

次項の図30「起床ラグ」のグラフを見てもわかるように、ソーシャル・ジェットラグの指標の一つである平日と休日の起床時間の差は10代に急激に拡大し始め、その後、80代まで緩やかに差が縮小していきます。つまり、**睡眠習慣を形成するもっとも重要な小学校から高校までの時期にソーシャル・ジェットラグがもっとも大きくなっている**ことがわかります。特に丸で囲んだ高校生においては悲劇的です。

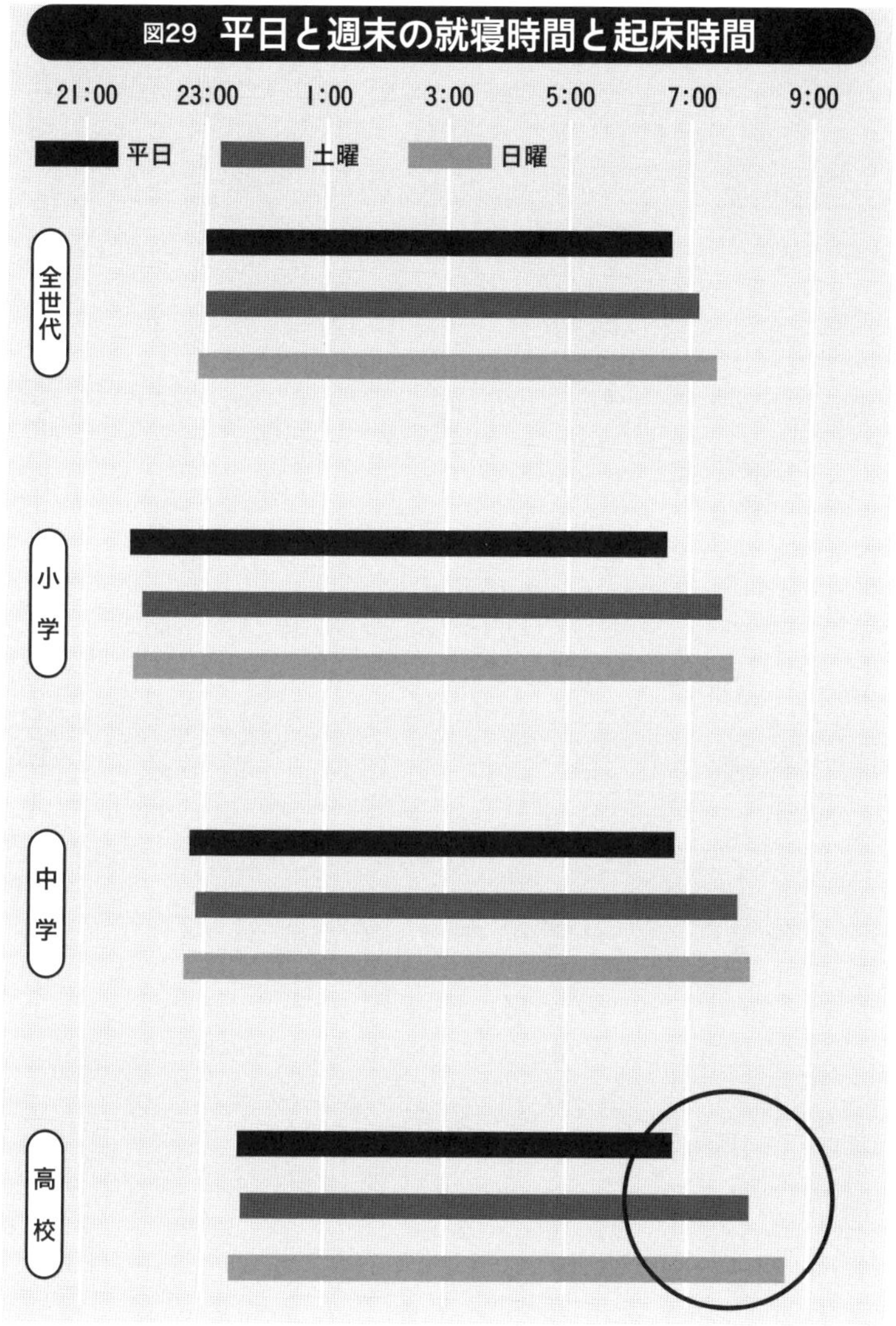

「社会生活基本調査」（総務省）のデータに基づきスリープクリニックが作成 © 2024 Sleep Clinic.

18歳までは平日と休日の睡眠時間を同じにせよ

図30と31は、2010年から2020年までの総務省による社会生活基本調査の結果から、睡眠に関する女性のデータをまとめたものです。グラフ内の縦線の右側は10代から90代までの睡眠時間を、左側は小学生から高校生までの変化を見るためにその年代の変化を抽出して示しています。図30はソーシャル・ジェットラグの指標の一つである起床時間における平日と休日の差です。私は「**起床ラグ**」と呼んでいます。図はより顕著に差が出るため女性のデータを使っていますが、傾向としては男女とも同様です。左端を見ると、小学生から高校生にかけて年齢が上がるにつれ起床ラグが大きくなっています。

図31は、平日の睡眠時間です。小学生から高校生にかけて起床ラグが大きくなるにつれ、睡眠時間は短くなっています。また、両図の右側は10歳から90歳まで5歳ごとのデータを示していますが、20代以降は起床ラグが小さくなるにつれて睡眠時間が長くなっています。つまり平日の睡眠時間を短くしている原因はソーシャル・ジェットラグであることがわかります。

また、**睡眠時間の変化が大きく、睡眠時間が急激に短くなるのが小学校から高校までの期間**です。第1章で触れたように、睡眠の長さは45歳から60歳までは長くなりません。そのため、45歳までの睡眠を短くしないことが大切になります。そこで大切なのは、小学校から高校までは起床ラグをなくして、平日の睡眠時間を短くさせないことが重要になります。

18歳までは平日と休日の睡眠時間を絶対に変えない。

これが結論になります。

図30　起床ラグ（女性）

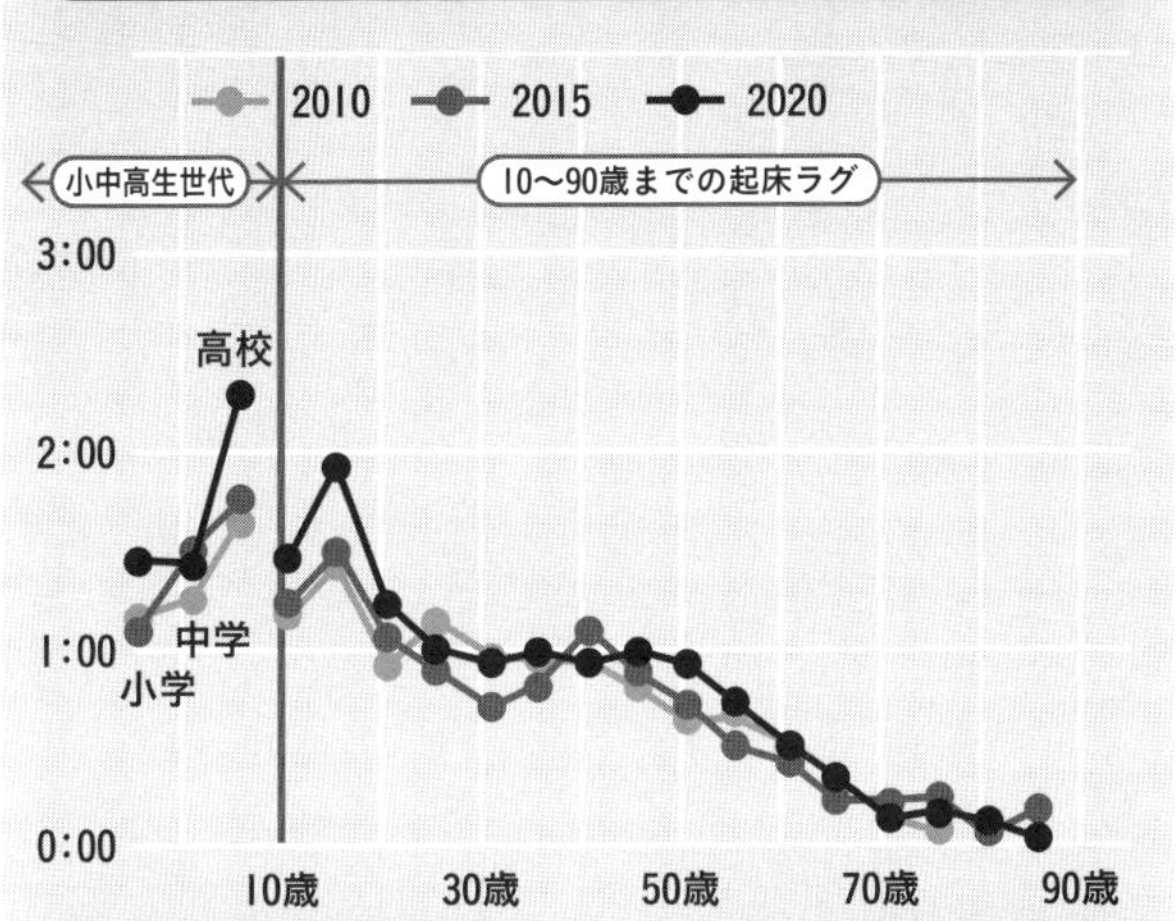

図31　平日の睡眠時間（女性）

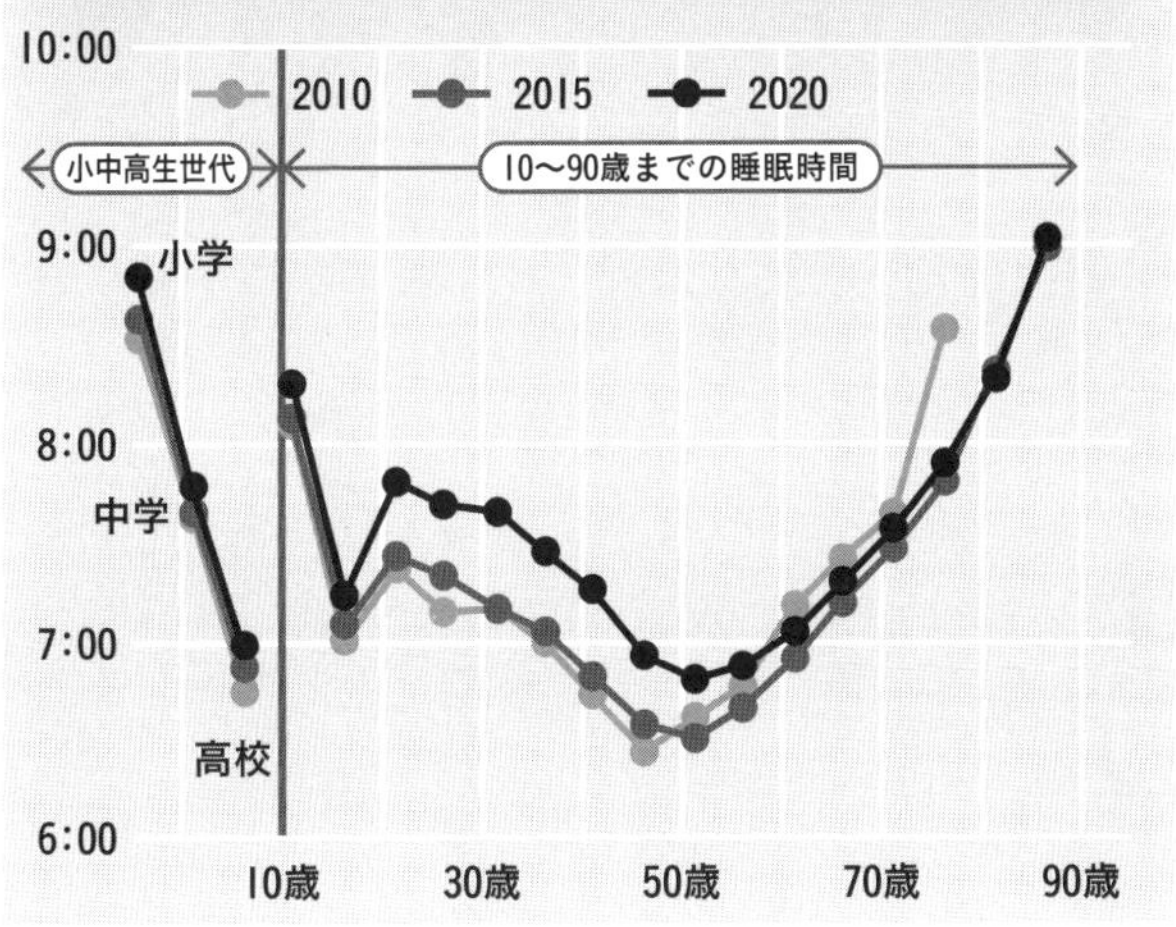

上下とも「社会生活基本調査」（総務省）のデータに基づきスリープクリニックが作成 © 2024 Sleep Clinic.

平日の朝、起きづらい子供たち

実際に、私の地元にある中学3年生161人を対象にアンケートを行ったところ、日曜日の起床時間と平日の朝の起きづらさについて、図32のような結果になりました。

起床時間が遅くなればなるほど、平日の朝は起きづらいと回答している割合が増えていることが明確に見て取れます。

このように、単純に「長い時間寝る」ことだけを重視して、その質や内容について考えずに、**睡眠管理の重要性**を指導しないままいると、ソーシャル・ジェットラグを生み出してしまい、悪い睡眠習慣を作り出してしまいます。

そして、子供の頃に形成された睡眠習慣は、ここまでお話してきたように大人になっても引き継がれ、改善するのは容易ではありません。

日本人、特に日本人女性の睡眠が短くなっている背景には、**未成年期におけるこうした「ソーシャル・ジェットラグ」を放置してきたことに要因がある**と私は考えています。

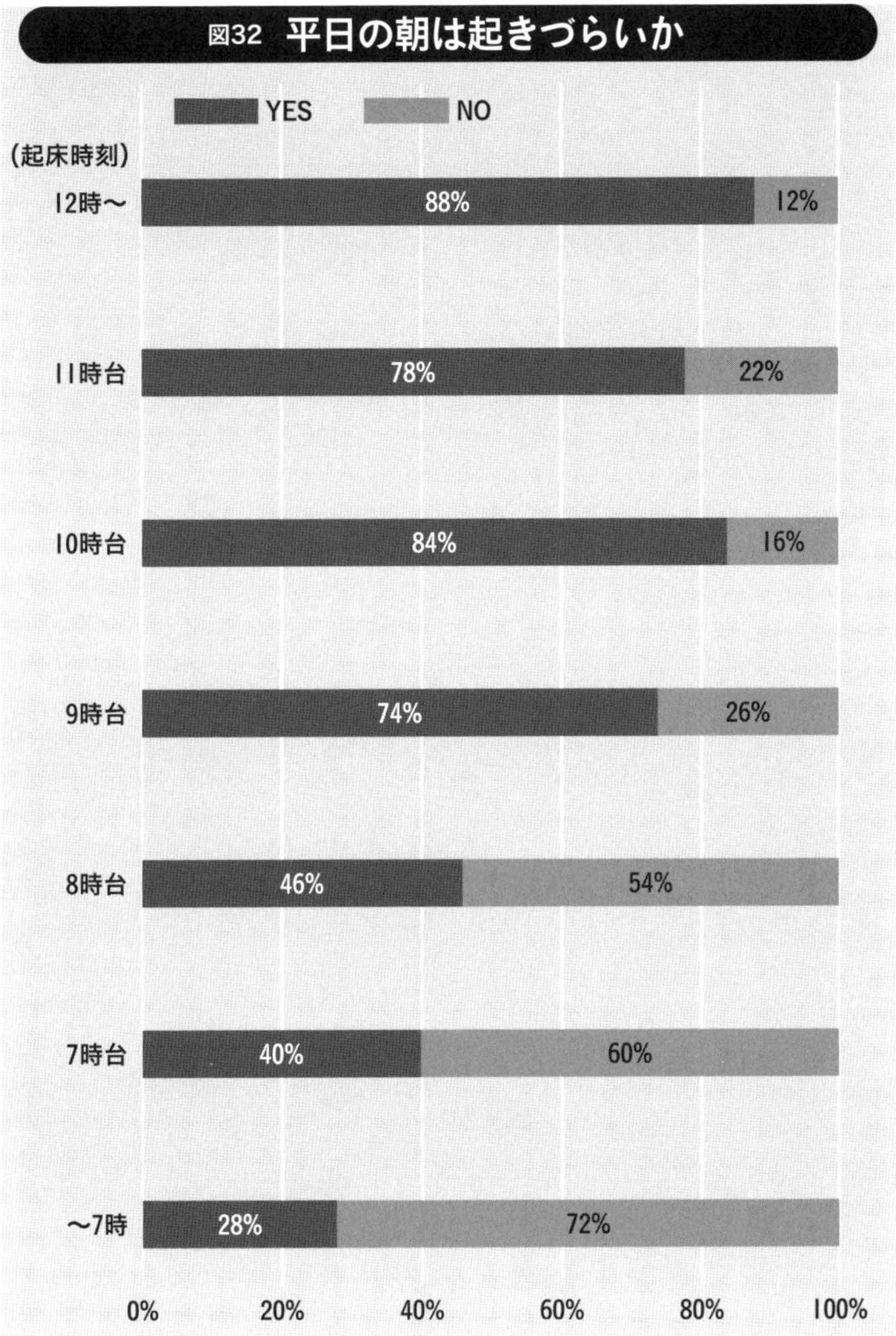

スリープクリニックが調査・作成 © 2024 Sleep Clinic.

働き盛りのシニアビジネスパーソンは睡眠が増えない

図33は、2023年から2019年までの、35歳から55歳までの睡眠時間です。さまざまな試みはされているものの、**睡眠時間は減少しており、この減少は食い止めることはできていません。**

働き方改革関連法案は、2018年に国会で成立しましたので、これからトレンドが変わっていく可能性はあります。しかし、当面はこの世代の睡眠時間の延長は望めません。

この世代は、家族のために働き、お金を稼ぐことが第一目標になりますので、働き方改革などの制度改革をして、勤務時間を制限し残業をなくしても、結局は副業やダブルワーク・リモートワークなどをしたり、新しい資格を得るための勉強や資格試験に時間を費やしてしまうビジネスパーソンが多いことはクリニックでの診察で確認しています。

したがって、**この世代に関しては「睡眠を長くする試み」は、あまり効果的ではありません。**この世代に対して一番効率の良い解決策は**昼寝**です。これに関しては第3章のパワーナップの項目をご参照ください。

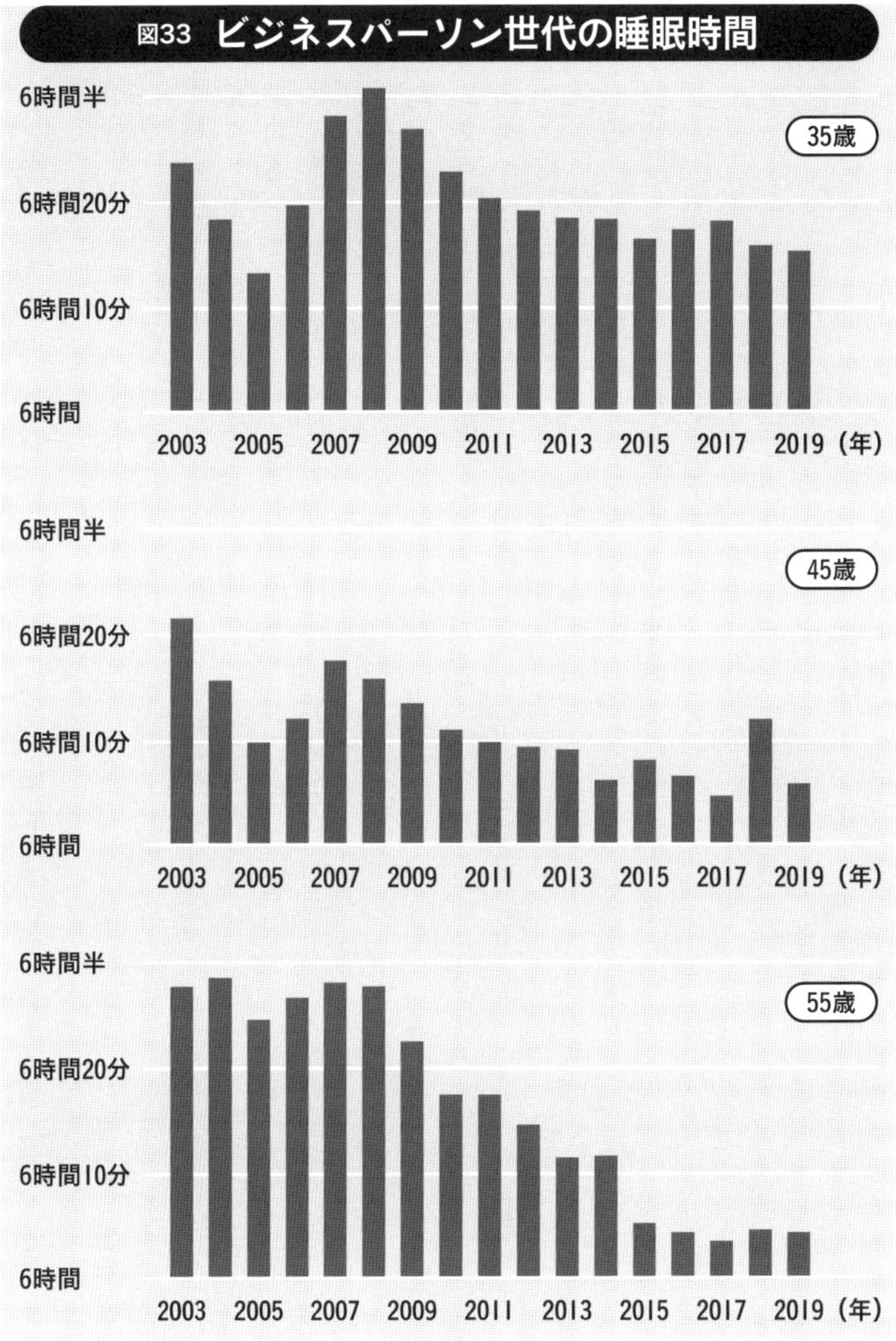

厚生労働省の「国民健康・栄養調査」のデータに基づきスリープクリニックが作成 © 2024 Sleep Clinic.

正しい睡眠教育で子供の睡眠時間を延ばすのがキーポイント

ここで、47ページの図21と22を再掲します。図中、丸で囲んだ21歳の大学生は、自由になる時間が長く、65歳以下では睡眠時間がもっとも長くなっていますが、睡眠不足感がもっとも強く、睡眠の長さと睡眠不足感が一致しないことがわかりました。この不一致をもっともうまく説明できるのがソーシャル・ジェットラグで、平日と休日の睡眠時間の差がもっとも開く大学生の睡眠感が悪く、その差が小さくなるシニア世代の睡眠感が良くなっています。

睡眠不足感と睡眠時間が必ずしも一致しないので、日本人の睡眠時間を延ばし、眠気によるミスを減らすためには、睡眠の質を問わずにただ単に睡眠時間を長くすればいいというわけではなく、さまざまな工夫が必要です。子供時代に、睡眠時間が長いと一生涯睡眠が長くなる傾向がありますので、**子供時代から、適切な睡眠教育を行い、ソーシャル・ジェットラグをなくした上で、睡眠時間を長くすることが大切**です。

すでに睡眠時間が短い45歳以降のシニアビジネスパーソンは、**睡眠が短くても不都合が起こらないような対策を講じること**が大切です。それがこのあと第3章でご説明する「**パワーナップ**」と、第4章でご説明する「**スーパーパワーナップ**」です。その一方で、長期的な視野では、適切な睡眠教育を行い子供たち世代からソーシャル・ジェットラグをなくすことで、日本人の睡眠習慣を根本的に改善する必要があるのです。

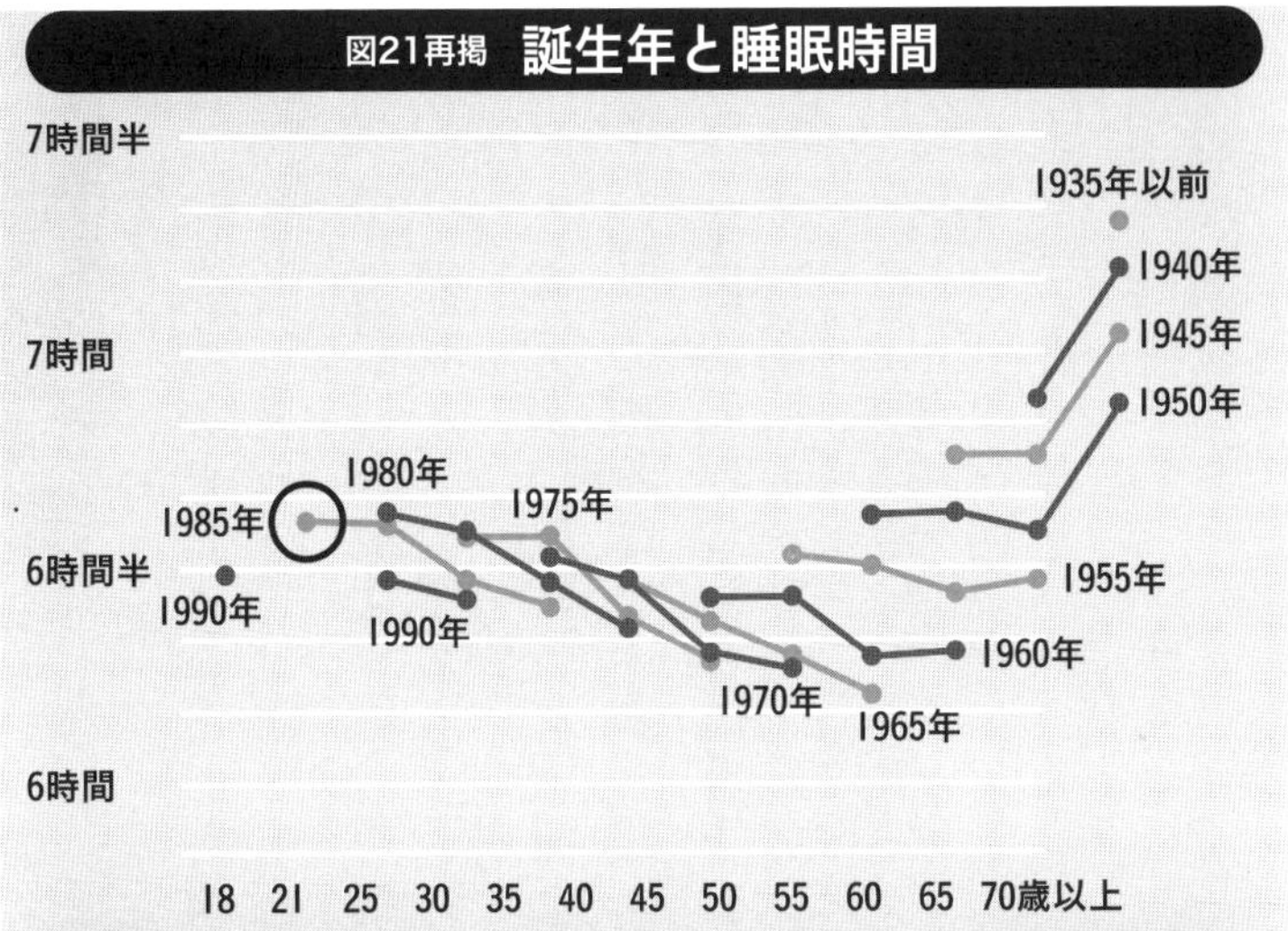

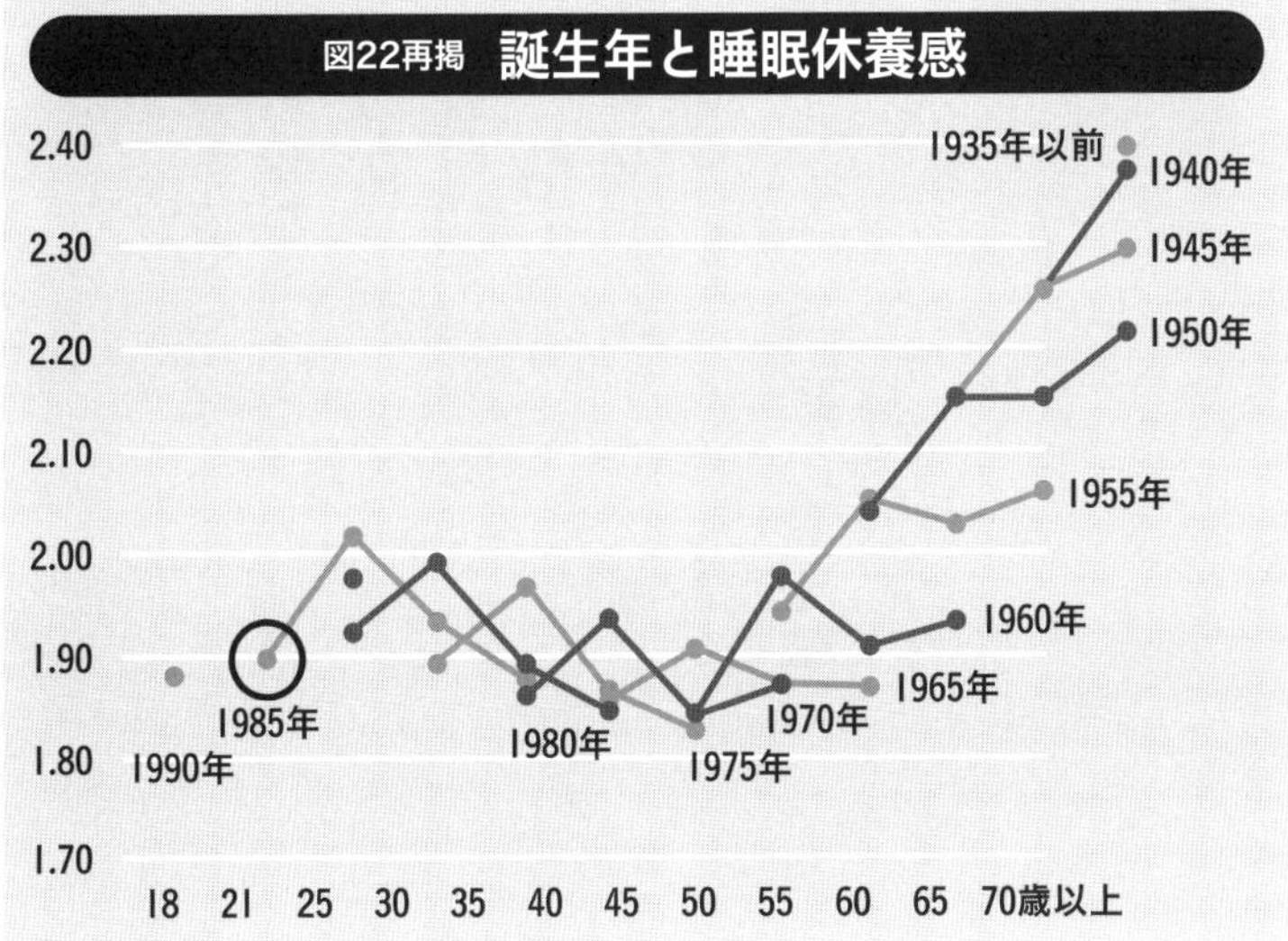

上下とも厚生労働省「国民健康・栄養調査」※8のデータに基づきスリープクリニックが作成

第2章の結論

① 高齢者は睡眠時間を増やすと眠剤が増える
② 子供の睡眠時間を増やすと不登校が増える
③ 不登校は私立より国公立のほうが多い
④ 一度ズレた体内時計を戻すには時間がかかる
⑤ 体内時計は朝の光により調整されている
⑥ 諸悪の根源はソーシャル・ジェットラグ
⑦ 平日の起きづらさはソーシャル・ジェットが原因
⑧ 働き盛りのシニアビジネスパーソンは睡眠が増えない
⑨ 正しい睡眠教育で子供のソーシャル・ジェットラグをなくすことが急務

第3章

最強の昼寝術「パワーナップ」実践法

睡眠不足による経済損失はホント？

最近、テレビやインターネットなどで「**睡眠不足による経済損失が15〜18兆円にものぼると推定される**」との報道が多くなされています。

これは2016年にアメリカの研究機関であるランド研究所が発表したデータ※19によるもので、図34はそのデータをグラフ化したものです。横軸が7時間睡眠未満の人の割合、縦軸がGDP（国民総生産）に対する睡眠不足による経済損失を示しています。日本人で睡眠時間が7時間未満の人は56%で、経済損失はGDPの2・9%にあたる1386億ドル、約15兆円と試算されています。

しかし、報告書をよく読んでみると、睡眠不足による経済損失を実際に調査しているわけではないことがわかりました。具体的には、睡眠不足による交通事故の増加率や欠勤率を調べているわけではないのです

ランド研究所は、7時間未満睡眠の人の死亡率が高く、病気になりやすく、学校での成績が悪くなると仮定し、全人口に対する7時間未満睡眠の人の割合にある係数を掛け合わせて経済損失額を推定していのです。実際に左のグラフを見てみますと、各国のデータが不自然なほど一直線に並んでいることがわかります。

第1章でも紹介しているように、**睡眠が長すぎると死亡数は多く**なっています。また、次のページに示しますが、**日本では睡眠が長い都道府県の小中学生の成績が悪い結果**になっており、この推定の前提条件が日本に当てはまるものなのか、疑問点が少なくありません。

にもかかわらず、この推定値は、何度もマスコミに取り上げられ、社会にも影響力が強く、日本は睡眠不足による経済損失がもっとも多い国という印象を強く植え付けています。
　もちろん、短時間睡眠も問題です。過度な睡眠不足、夜勤・交代制勤務などの不規則な睡眠、睡眠時無呼吸症候群のような病気、アルコールやカフェインなどの嗜好品の過剰摂取、睡眠薬などの乱用が、昼間の眠気を強くし交通事故やケアレスミスを引き起こしているのは確かです。

図34　睡眠時間と経済損失

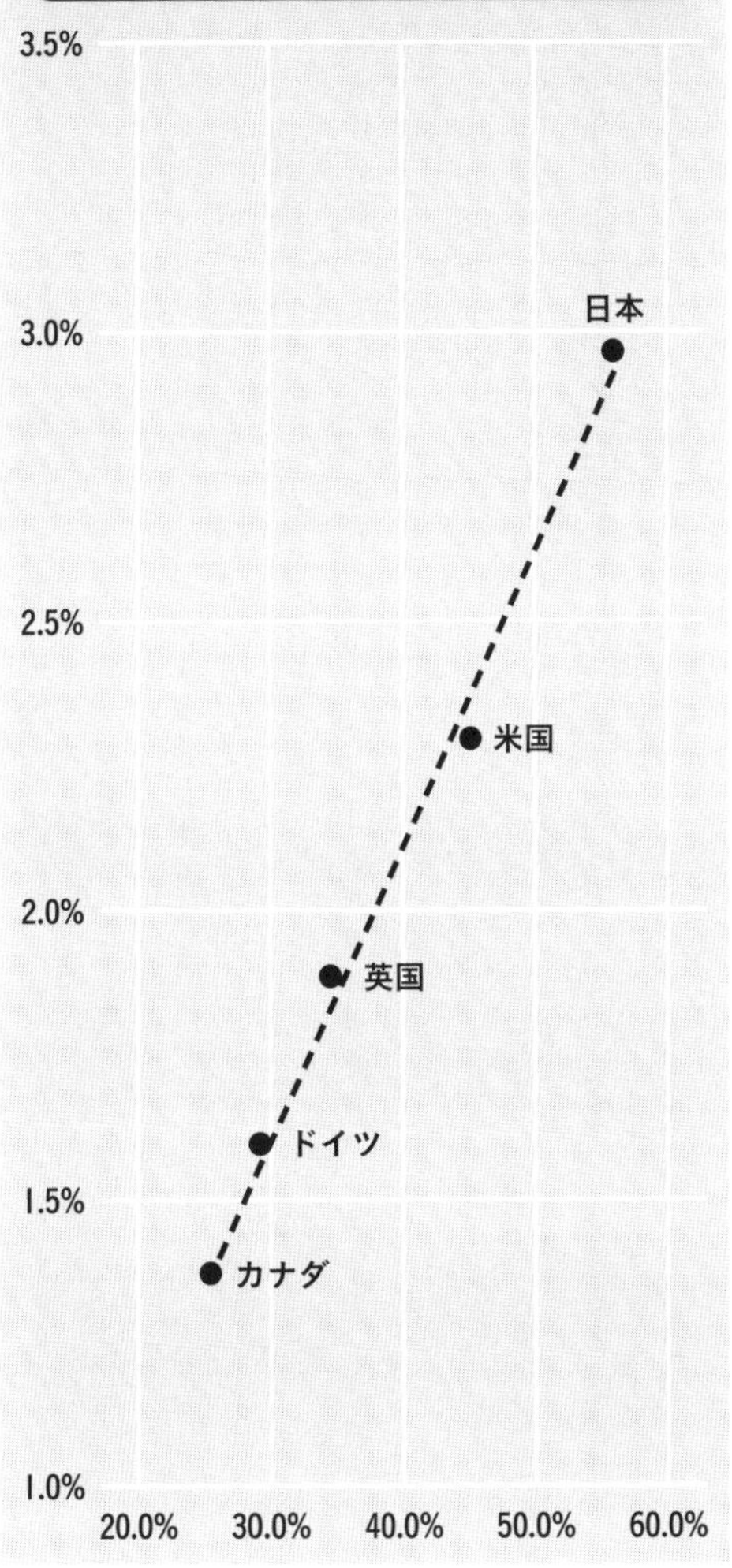

ランド研究所※19のデータに基づきスリープクリニックが作成
© 2024 Sleep Clinic.

小中学校では睡眠時間が短い地域のほうが成績が良い

図35は、2021年度の10歳から14歳までの都道府県別の睡眠時間と、文部科学省が行った全国学力・学習状況調査における中学校3年生の国語と数学、小学校6年生の国語と算数の4教科の試験結果を平均したグラフです。人口密度の高い県を都会型とし、低い県を地方型として表しています。黒丸が都会型で白丸が地方型です。点線はそれぞれの近似直線を表しています。

黒丸の都会型を見てみます。**石川県や東京都など睡眠時間が短い都道府県ほど成績が良く、睡眠時間が長い沖縄県や奈良県の成績が悪くなっています。**近似直線は睡眠時間と正答率の関係を示していますが、黒の近似直線は急角度の右肩下がりになっていて、これは睡眠時間が長いほど成績が悪くなることを示しています。

白丸の地方型も都会型と同様の結果が出ていますが、白の近似直線の傾きが緩やかなので、都会型より睡眠時間と正答率の関係は緩やかになっています。

昨今、勉強だけできればいいと考える風潮が強くなっています。睡眠時間を削って勉強すれば、成績は良くなります。しかし、これでは休日の朝起きてこない若者をどんどん増やしてしまいますし、実際に増えています。今すぐに、このトレンドを断ち切る必要があるのです。

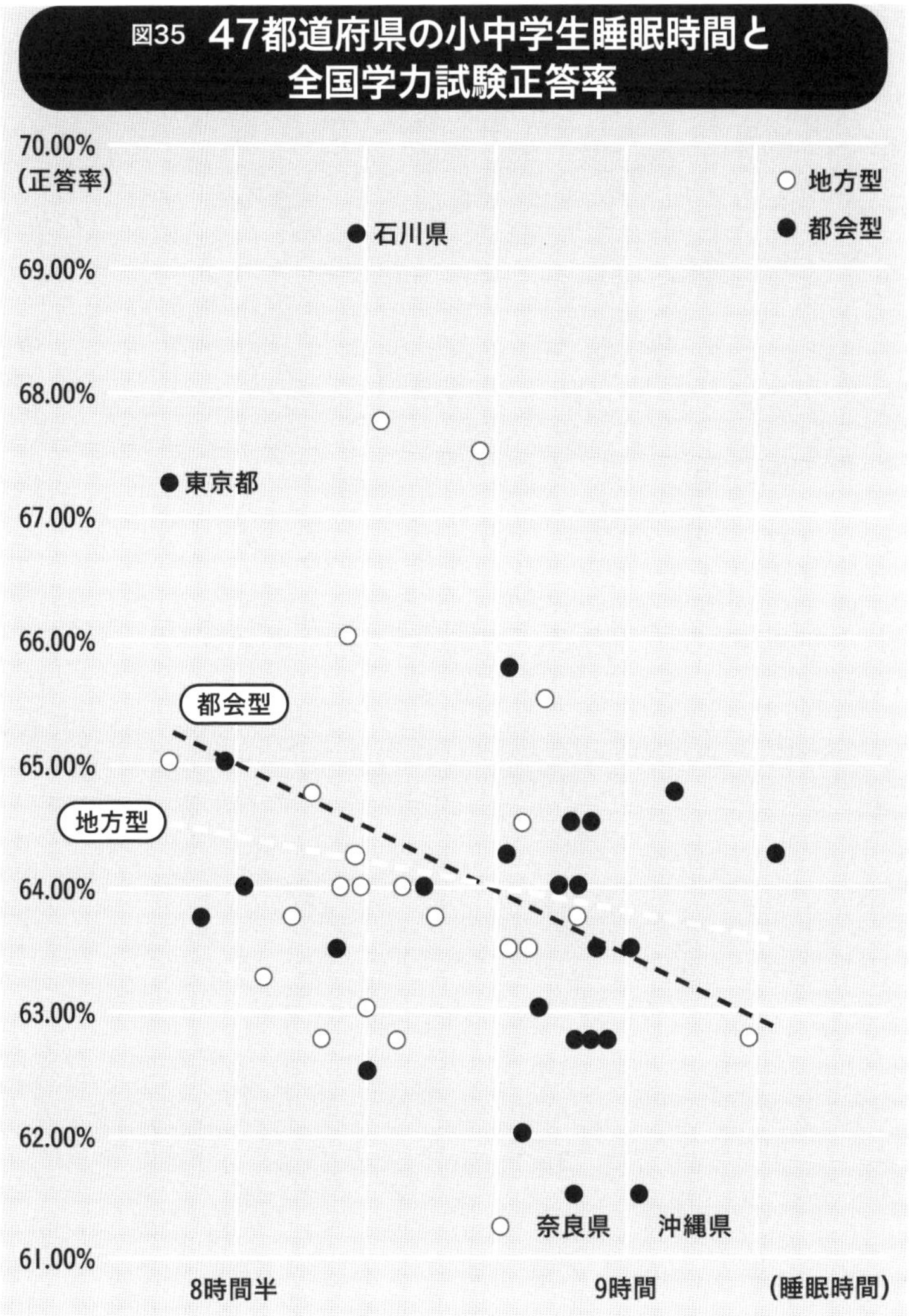

全国学力・学習状況調査（文部科学省）、社会生活基本調査（総務省）などのデータに基づきスリープクリニックが作図 © 2024 Sleep Clinic.

「睡眠時無呼吸症候群」は治療が必要

極端な睡眠不足、夜勤などの不規則な生活、アルコールなどの嗜好品の大量摂取、睡眠薬の乱用などで眠くなることがありますが、それらはある程度自覚することができます。しかし、きちんと規則正しく長く寝ていても眠くなる病気が2つあります。睡眠中に呼吸が止まる「**睡眠時無呼吸症候群**」と突発的に日中眠くなってしまう眠り病の「**ナルコレプシー**」です。

図36を見てください[※20]。これは車を運転する人の交通事故の発生率です。睡眠時無呼吸症候群の程度によって交通事故の発生率が変わることを示しています。軽症の無呼吸症では発生率は増えませんが、中等症になると発生率は1・5倍になり、重症になると2・5倍になります。つまり、**睡眠時無呼吸症候群になり症状が重症化すると、きちんと眠っていたとしても眠気が強くなり交通事故が増えてしまう**のです。

眠気が強くなると、事故やミスが増え、社会的にも危険な状態になります。「眠れない（不眠）」は個人の問題ですが、「眠い（過眠）」は社会の問題と言っても過言ではありません。きちんと寝ていても昼間眠い人は、必ず睡眠専門外来に行ってください。睡眠障害の国際分類では、昼間の眠気を伴う睡眠時無呼吸症候群は、成人男性の3～7％、成人女性で2～5％と言われています。睡眠時無呼吸症候群では、**CPAP**と呼ばれている専用の人工呼吸器を使えば大幅に改善できます。CPAPを3時間使用すると眠気は半減、7時間以上の使用で眠気の80％以上は消失するという研究結果[※21]があるように、装着時の違和感さえなければ、ほぼ完璧に眠気をおさえることができます。睡眠時無呼吸症候群はご自身では気づきにくい病気ですが、家族かご友人から「いびき」をかいていると言われたらこの病気を疑ってください。睡眠時無呼吸症候群は、睡眠の質を落として事故やミスを引き起こすだけでなく、高血圧や不整脈、脳梗塞などの体の病気、うつ病などの心の病気、認知症などを引き起こす怖い病気なのです。

図36　睡眠時無呼吸症候群の重症度と交通事故の発生率

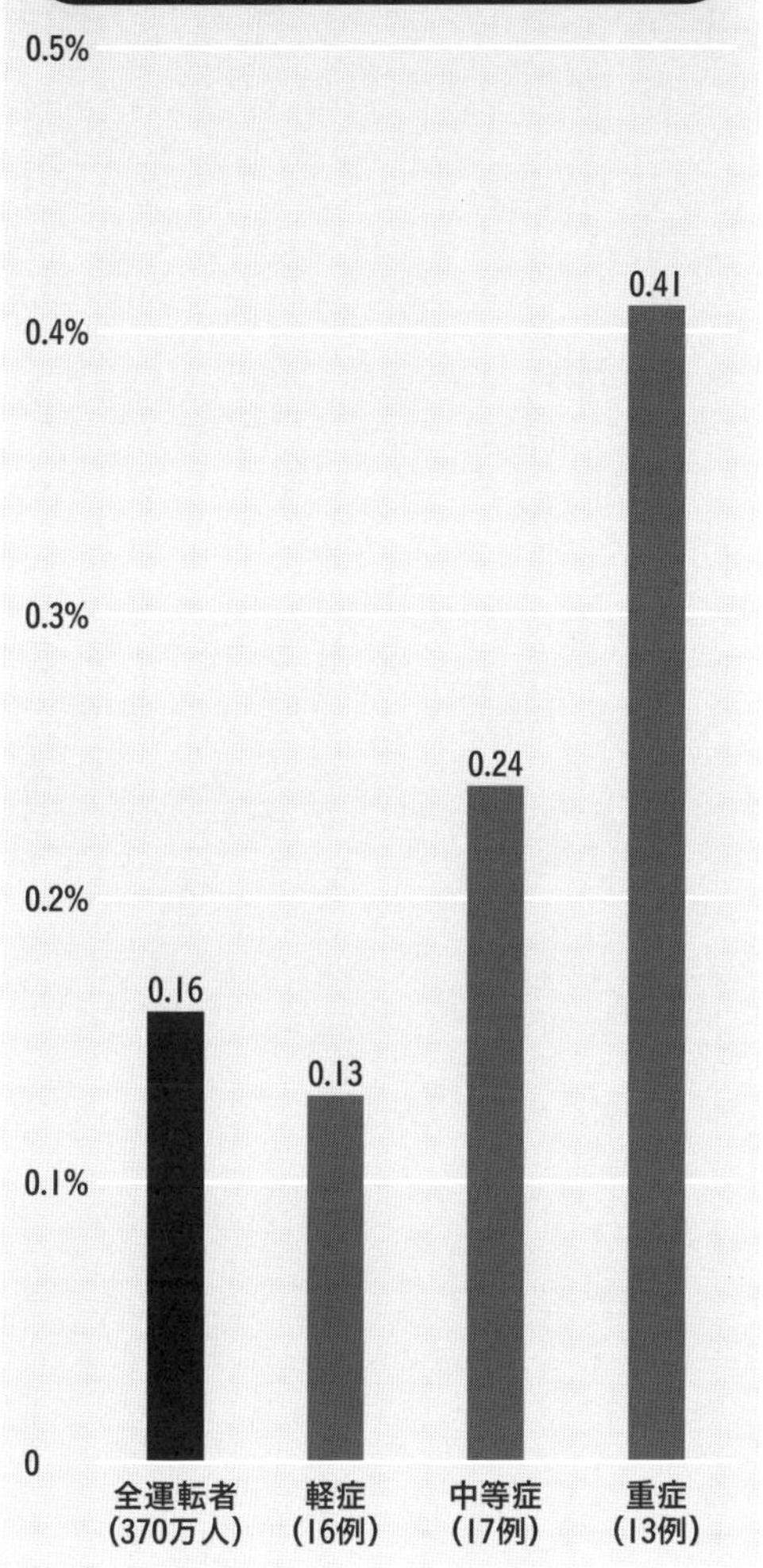

Findley LJら（1989年）[※20]より

眠り病「ナルコレプシー」は治療できる

「自転車に乗っていて、下り坂でこぐことをやめた瞬間に眠ってしまい、電柱に激突した」、「テストで100点を取った時、足の力が抜けて倒れた」……。

奇妙な現象ですよね。これは「**ナルコレプシー**」の症状です。睡眠時無呼吸症候群の次に多い有名な眠り病はナルコレプシーです。

ナルコレプシーにはいろいろなタイプがあります。笑ったり怒ったりした時に力が抜けてしまうI型と呼ばれているタイプは日本では0・16〜0・18％いると言われています。その他、II型と特発性過眠症と呼ばれている眠り病がありますが、それらを含めますとおそらく1・0％はこの類の眠い病気であると思われます。**国民の100人に1人は眠り病の可能性があります。**

この病気が原因で、職を失ったり、何度も留年を繰り返してしまったりした患者様を今まで多く診察してきました。**ナルコレプシーを根本的に治すことはできませんが、眠気を抑え込むことは可能**になっています。

睡眠時無呼吸症候群と同様に、ナルコレプシーも特殊な睡眠の病気なので睡眠専門医か睡眠専門医療施設でなければ正確な診断はできません。地域の医療機関を探して診察を受ける際には日本睡眠学会のホームページをご利用ください。専門医や専門施設が載っていますのでそちらを参考にしてください。

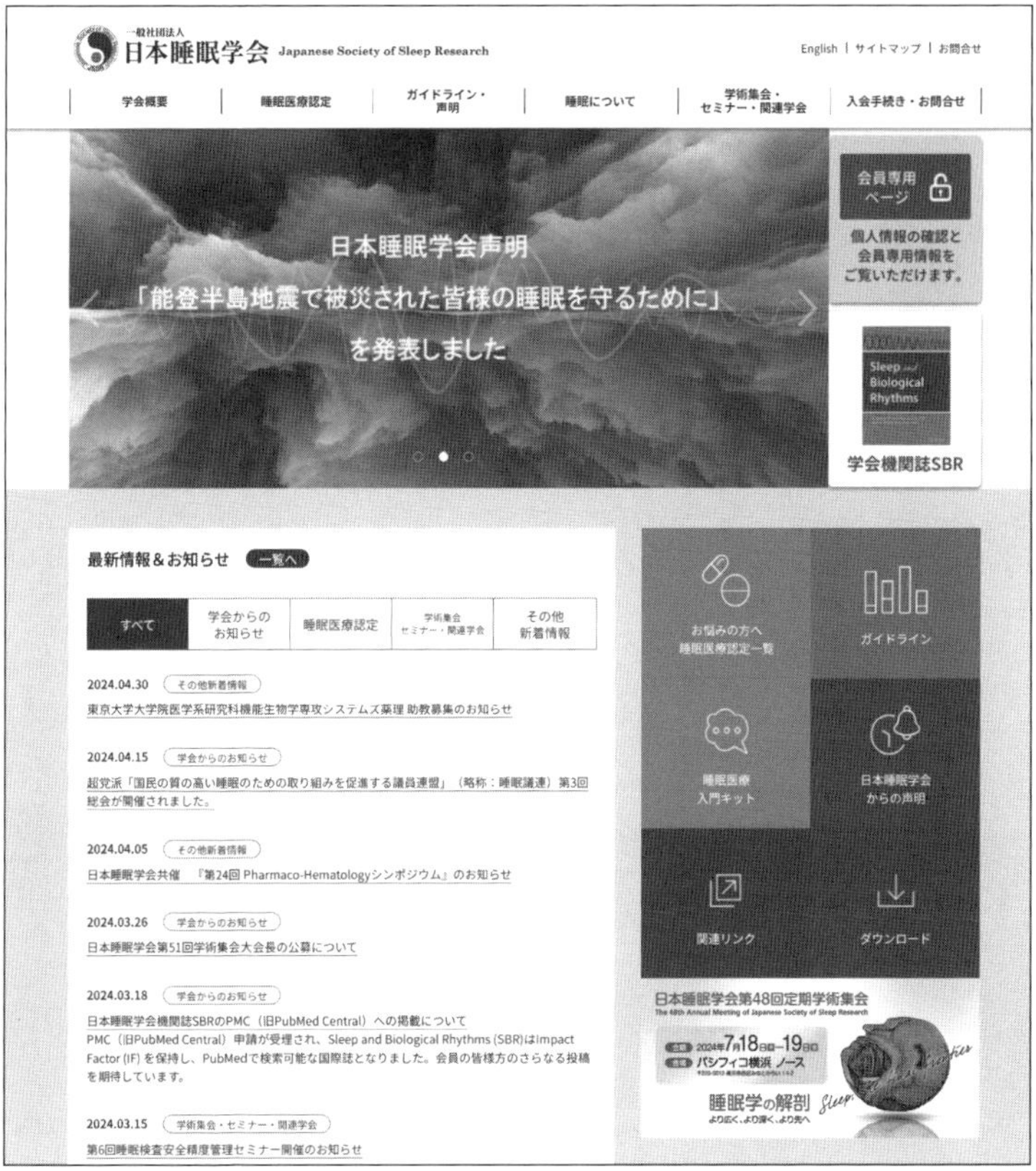

日本睡眠学会のWEBサイトでは、睡眠医療の専門家として認定を受けた医療機関などが紹介されている

「パワーナップ」が短眠国家日本を救う

パワーナップ（power-nap）[※22]とは、一般的に**15～30分程度の短い仮眠**のことで、コーネル大学の社会心理学者ジェームス・マース先生が、1998年に著書『PowerSleep』に紹介しています。私は、このパワーナップこそが、短眠国家である日本を救う方法であると思っています。

図37を見てください。広島大学の林光緒先生や堀忠雄先生らが行った実験結果[※23]です。黒いバーは、昼の12時過ぎの20分間の昼寝を表しています。白丸点線が昼寝なし、黒丸実線が昼寝ありです。上段が計算能力ですが、**昼寝をすると計算能力が回復している**ことがわかります。中段は本人が感じている眠気ですが、**昼寝により眠気も減っています。**下段が目を閉じた時の脳波のアルファー波の量です。リラックスした時に出る脳波であるアルファー波の量が多いと、すぐにうたた寝状態になることから、客観的な眠気の指標とされています。**昼寝により客観的な眠気も軽減する**ことがわかります。

パワーナップは、この「20分間の昼寝」を実践しようという試みなのです。特に**慢性的に睡眠が不足しているシニアビジネスパーソンには効果的**です。三菱地所は30分間のパワーナップを実践したところ、日中の集中力が向上し眠気を軽減させています[※24]。福岡県の県立明善高等学校では、昼食後15分のパワーナップを導入したところ、大学入試センターの成績が1・15倍から1・20倍まで上昇しました[※25]。

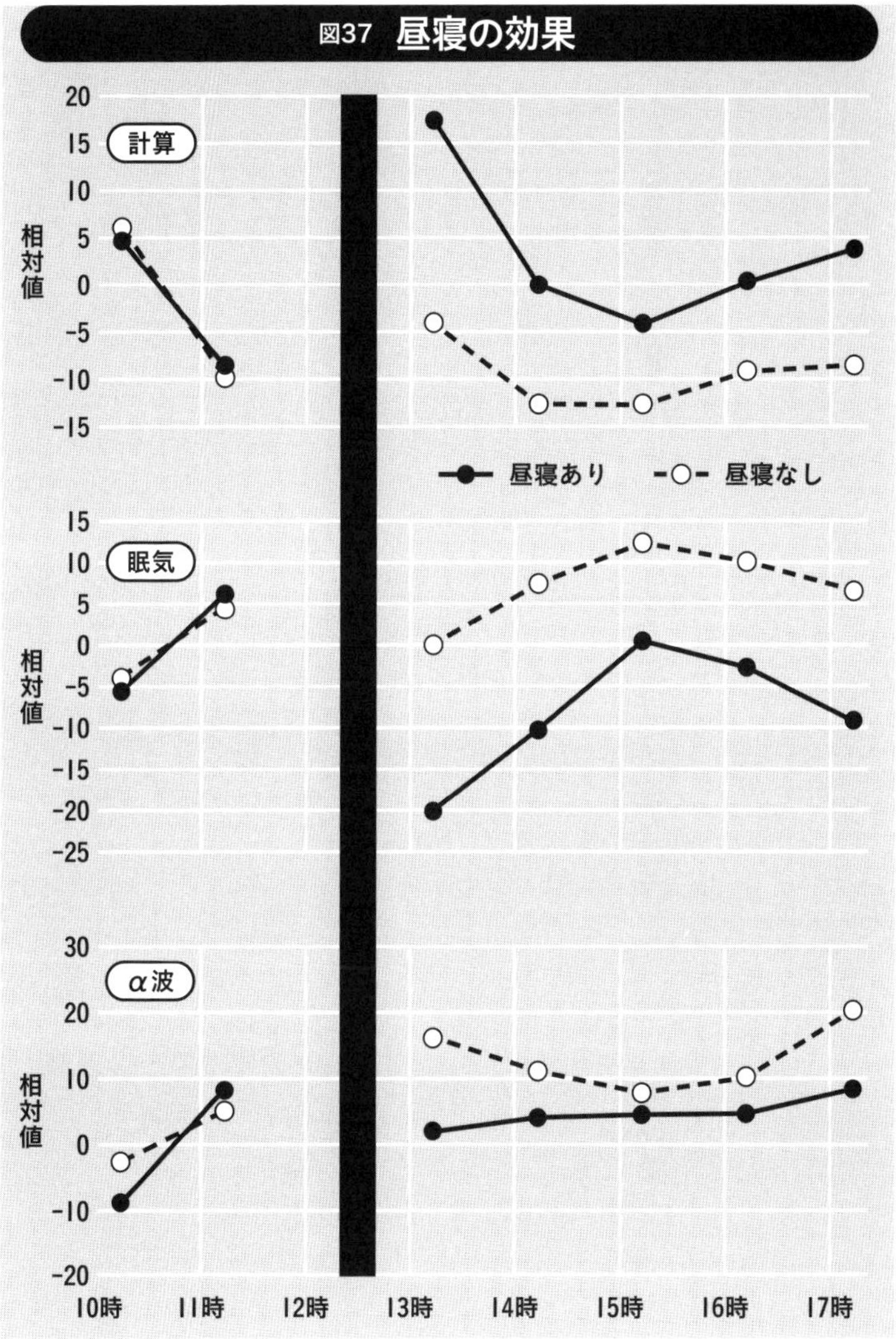

Hayashi Mら(1999年)※23より

パワーナップは20分以内が鉄則

パワーナップをとる上での大原則として、まず守っていただきたいのが、**「夜にとる質の良い睡眠を邪魔しない、20分程度の短い睡眠」**を心がけることです。間違っても1〜2時間の長い昼寝をとってはいけません。

その理由は眠りの深さにあります。人は、寝付くときには浅い状態で眠りに入ります。浅い眠りは20分かけて深い眠りへと移っていきます。したがって、**20分以上眠り続けると、深い眠りへと入ってしまう**のです。一度深い眠りに入ってしまうと目を覚ますのに時間がかかります。深い眠りから無理やり起きようとすると脳が眠りから目覚め切らず、目が覚めてもパフォーマンスを復活させるまでに時間がかかります。そうなれば、せっかくパワーナップを取ったのに、その効果を発揮させることはできません。

だからこそ、昼寝をするときは、深い眠りに入る前の浅い眠りの段階、すなわち20分以内で、目覚めるように心がけてください。

また、**20分程度の睡眠にとどめることで、夜の睡眠を邪魔しないという効果**もあります。

食欲に置き換えてみるとわかりやすいと思います。今日の夜は豪華にお寿司というときに、3時にカップラーメンを食べてしまったとしましょう。夜お寿司を食べるときにお腹が空かない、食欲が出ないなど残念な結果になります。もしも、3時に紅茶1杯とビスケットを1枚程度にしていれば残念な結果にはならずに済んだと思います。ビスケット1枚がパワーナップ、カップラーメンが長い昼寝になります。当然、お寿司が夜の睡眠になります。夜ぐっすり眠りたければパワーナップ程度で眠気をしのいでいくことが大切になります。

パワーナップは20分以内が鉄則！
深い眠りに入る前に起きるべし！

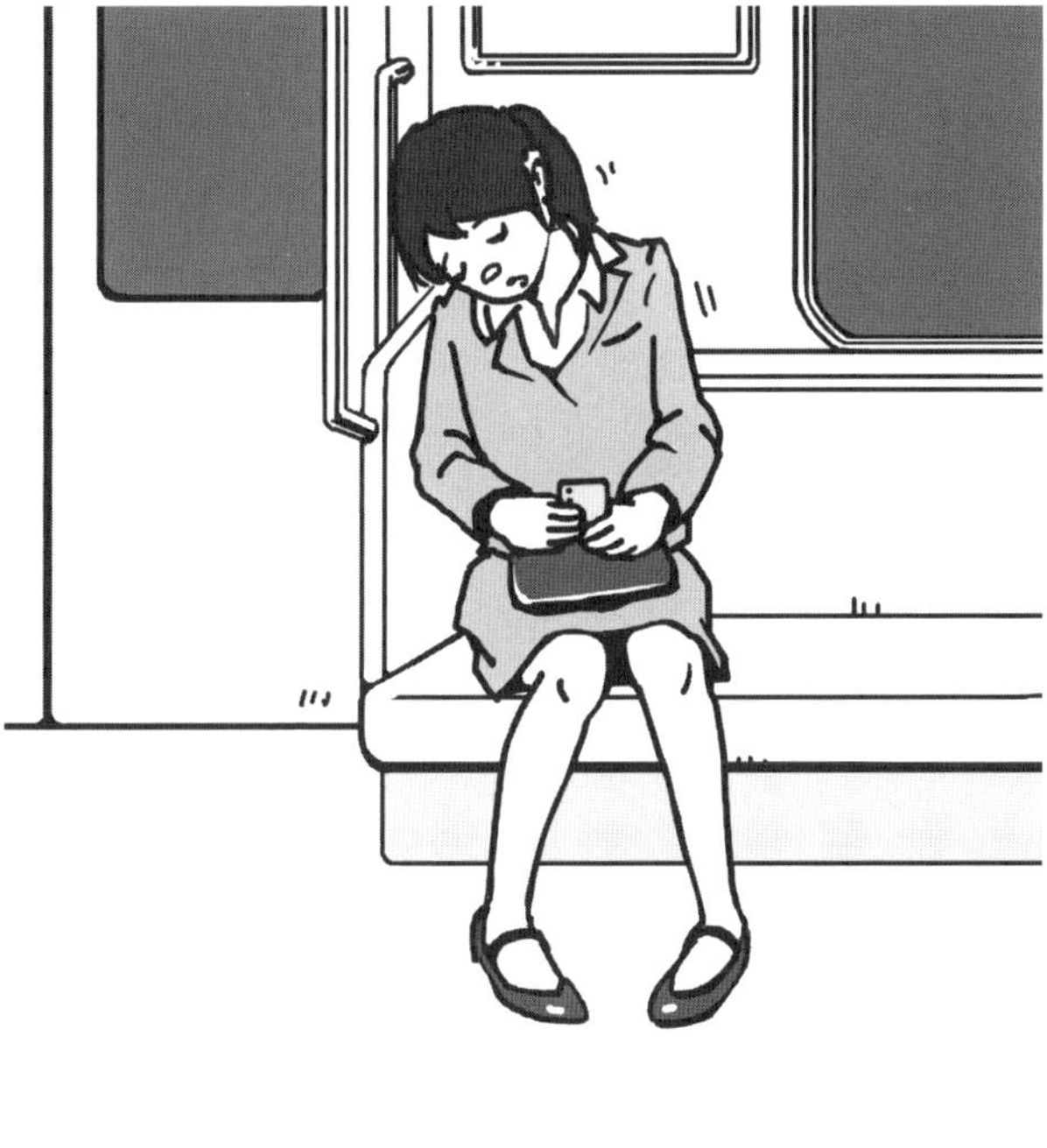

パワーナップは15時より前なら何度でもOK

いくら「眠たいから」「気持ちがよいから」と数時間単位の仮眠をとってしまうと、肝心の夜の睡眠の質を下げてしまいます。20分程度の〝ビスケット1枚〟のような昼寝にとどめておけば、夜の睡眠の質を損なわず、なおかつ日中の眠気を取り除き、高いパフォーマンスを維持できるようになるのです。

ただ、**パワーナップは、1日のうちに何度とっても構いません。**1度のパワーナップでは物足りなければ、2回、3回、4回と複数回にわたって取ってもいいのです。

とはいえ、**パワーナップをとる時間帯としては、できれば15時までに取る**ようにしましょう。これも先ほどの食欲に置き換えるとわかりやすいと思いますが、18時に夕飯が控えている状態で、16時や17時におやつを食べたらどうなるでしょうか？　空腹感が下がってしまい、せっかくの夕飯がおいしく食べられなくなってしまいます。

睡眠についてもこれと同じで、15時以降にパワーナップを取って、夜の睡眠を邪魔してしまうと本末転倒です。〝メインディッシュ〟である夜の睡眠をより一層良質なものにするためにも、〝おやつ〟であるパワーナップは15時以降は控えることが望ましいのです。

15時以降にパワーナップをとると
夜眠れなくなるので避けるべし！

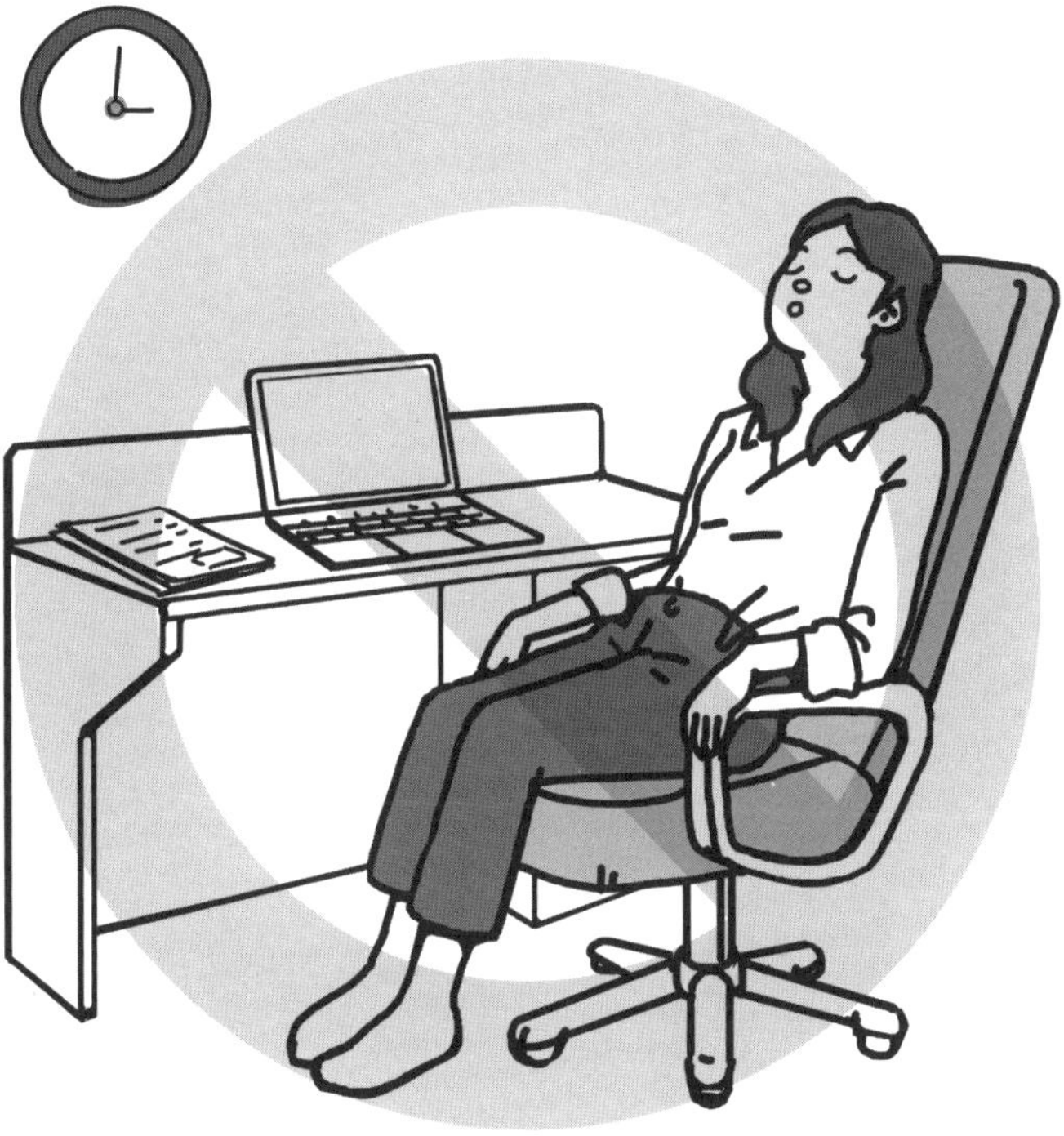

パワーナップと「うたた寝」は違う

よく勘違いされるのですが、パワーナップはうたた寝とは違います。

たとえば、夕食後などにテレビをダラダラ観ていたら、いつの間にか「うたた寝」をしてしまったということがよくあります。夕食後で、体も温まり、血糖値も上がり、気持ちもリラックスしているので、つい眠りたくなってしまう気持ちもわかります。

さらに、人は適当な雑音があったほうが、眠くなりやすくなるのです。その点、テレビの音はまさに子守唄です。

覚えのある方も多いと思いますが、人は眠ろうと思うとなかなか眠れません。逆に、眠りたくないときに眠くなります。夕食後テレビドラマを今日は最後まで見ようと思っていても、途中で気を失い大事なところを見落としてしまう場合があります。

これは、**人間の脳には、同じ刺激を受け続けていると、次第にその刺激を感じなくなる「馴化（順化）」という現象がある**からです。テレビの映像や音声は、最初のうちは刺激的で、脳は興味のある映像や音声に集中します。すると脳は「起きていなければいけない」という意識がだんだん薄れてきます。この状況が長く続くと、脳がマンネリ化（馴化）を起こして、だんだん映像や音声の刺激が弱くなっていきます。実際には観たり聴いたりしているのですが、映像や音声が単なるBGMとなり脳が眠り始めます。

これが**「うたた寝」です。「うたた寝」と自発的に短い睡眠をとる「パワーナップ」とはまったく別のもの**です。特に**夕食後の「うたた寝」は時間も長く、眠りも深く、夜の睡**

眠の直前なのでとても危険です。例えて言うならば「お寿司」を食べる前の「大きなショートケーキ」に匹敵します。
特に高齢者は「うたた寝」をしてしまうと夜は眠れません。

就業後に帰宅してからのうたた寝は、夜の睡眠の邪魔になるので我慢

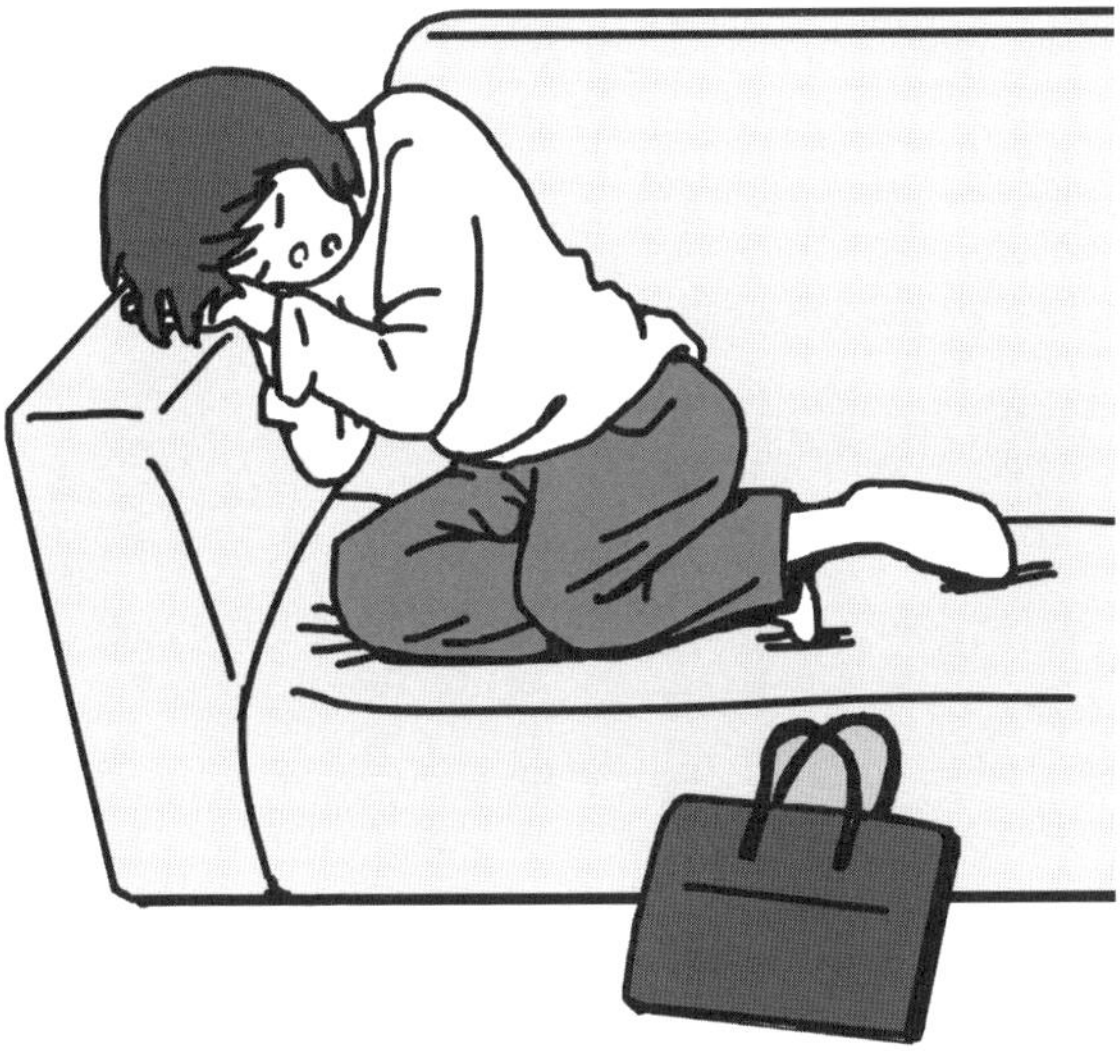

パワーナップと1～3時間の「仮眠」は違う

一般的には、睡眠は分割せずに一つにまとめて長く取ったほうが良いとされています。夜7時間しっかり眠って、昼間は眠気も疲労感も感じずに生活できる。これが理想的です。しかし、夜勤の看護師さんや、朝5時に起きてお弁当を作らなければならない主婦など、夜十分に睡眠が確保できない場合もあります。

そうした場合に、**理想的ではありませんが睡眠は分割して取ることも可能**です。「午前中の長い仮眠」は、前の睡眠と足し合わせることができるのです。例えば、夜勤中3時間の仮眠を取った場合、家に帰ってすぐに3時間仮眠した場合、計6時間の睡眠になります。お弁当作りで1時間早めに起きた場合、子供を送り出した後1時間「二度寝」をすれば睡眠不足を取り戻すことができます。

逆に、「午後の長い仮眠」は次の睡眠の「まえがり」になります。夜勤の看護師さんなど夜勤前に長い「午後寝」ができると、勤務中の眠気が減って楽になると言っていますが、**パワーナップは、あくまで日中の眠気や疲労感を取り除き、日中の作業効率を上げるツール**です。繰り返しになりますが、パワーナップは「20分以内・15時まで」であれば、1日に何度とっても問題ありません。

「疲れている」「日中に眠気がとれない」などの悩みを抱えている方は、ぜひ日常に取り入れてみてください。

仕事の時間が不規則な人には仮眠は有効。だがパワーナップとは性格が違う

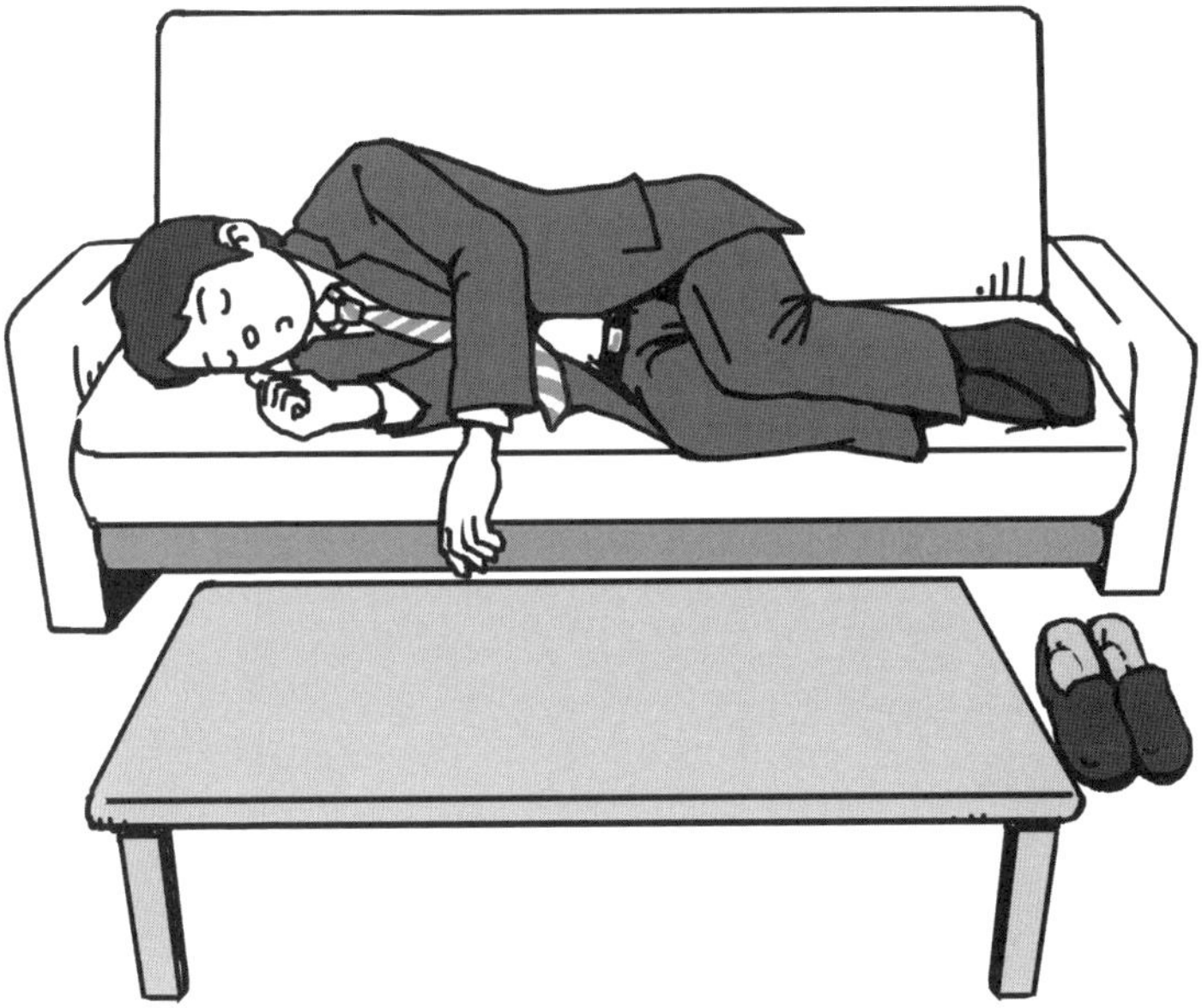

ランチ後が最適

パワーナップを取るベストタイミングは、昼休みです。

その理由のひとつは、人の眠気のリズムにあります。**1日の中で人が眠りやすい時間帯は2つありますが、それは深夜0時と昼の12時**です。その点から、昼休みはパワーナップを取るのに最適なタイミングだと言えます。

もう一つ、昼休みがパワーナップに向いている理由は、食べ物や飲み物を飲んだ後、人は眠くなるからです。食べ物が体の中に入ると体温が上がります。食事によって上がった体温を外へ出そうとする場合、体の奥深く流れている温かい血液が手足の表面に送られ外気によって冷やされます。なぜ手足かというと、手と足は表面積が大きく、外気に多く触れて熱交換をしやすいからです。このようにして、体の熱がどんどん外へ逃がされることによって体温を下げていくのです。そして人は、高い体温が急激に下がるときに眠くなるため、食後に眠くなりやすくなるというわけです。

ただ、体温を上げ過ぎてしまうような熱い食事や辛い食事をとってしまうと、パワーナップ後も体温が下がりきらず眠気が残ってしまう場合があります。できるだけ体温を上げ過ぎない昼食が望ましいのです。私の場合は、昼間は冷たいお蕎麦を選ぶことが多いのはそのためです。

さらに環境的にも都合がいいのです。昼休みは人から邪魔されず、堂々と休めるタイミングです。午前中や午後の勤務中にパワーナップを許す企業はほとんどありません。1時間程度の昼休みであれば、昼食を早々に食べて、残りの時間にパワーナップを取ることは十分に可能です。同僚との雑談に時間を使うよりも、雑談は早々に切り上げて、パワーナップを実践してみてください。

正午と深夜0時は眠気が高まる時間帯

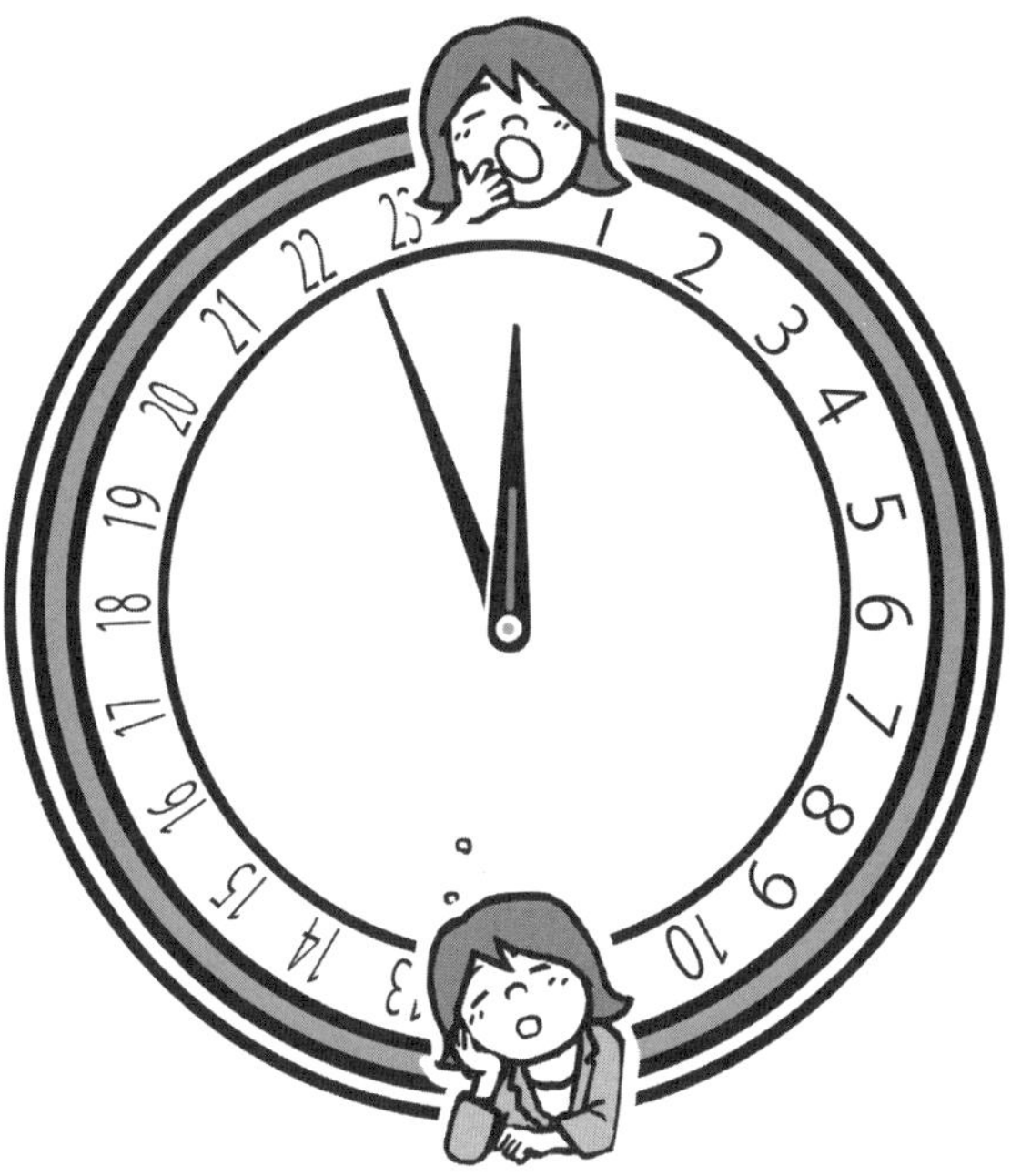

セットアップ

続いて、ビジネスパーソンがパワーナップを取る前にやっておくといいセットアップについて、解説していきます。

「オフィスの椅子で目を閉じれば眠れる」という人はよいですが、なかなか寝付けないという方もいるはずです。

その場合は、**「音と光を遮断する」**という方法がおすすめです。

「オフィス内は雑音が多くて眠れない」という人は、イヤホンをして雑音を遮断して好きな音楽を聞いてください。流すのは自然環境音やクラシックなど、ご自身がリラックスできるものがいいでしょう。人によっては普段から聴き慣れているロックや歌謡曲をかける方もいます。ぜひご自身と相性のよい音楽を探してみてください。

たまに「パワーナップにノイズキャンセラーを使うのはどうか」と質問を受けることがあります。たしかにノイズキャンセラーを使うと外部の雑音がほとんど消えますので眠りやすくなります。しかし、外部の雑音がまったく入らなくなり寝過ごしてしまう場合もあります。ノイズキャンセラーを使う場合には必ずイヤホンからパワーナップ終了時にアラーム音を鳴らすようセットしてください。

続いて、光を遮断するアイテムです。**机にうつ伏せになり、腕やタオルを枕代わりにすればアイテムは必要ありません。**しかし、椅子の背もたれに寄りかかりながら眠る場合や、ソファに横になって眠る場合、天井や窓の光が気になる場合があります。その時には、アイマスクを使用してください。アイマスクがない場合にはハンカチやタオルを目に当てて眠ってください。

また、朝から営業で歩くなど**体を使ったときは、特に血液循環がよくなりますのでパワーナップの効果が上がります。**大工さんがお昼ご飯の後、必ずお昼寝をしているのはご存じでしょうか。まさしくパワーナップなのです。昼寝をすることで午後の仕事の事故を防ぐことができることを経験的に知っています。内勤でもランチ前に少し離れた店に行ったり、外で軽く体を動かすとパワーナップの効果が上がります。

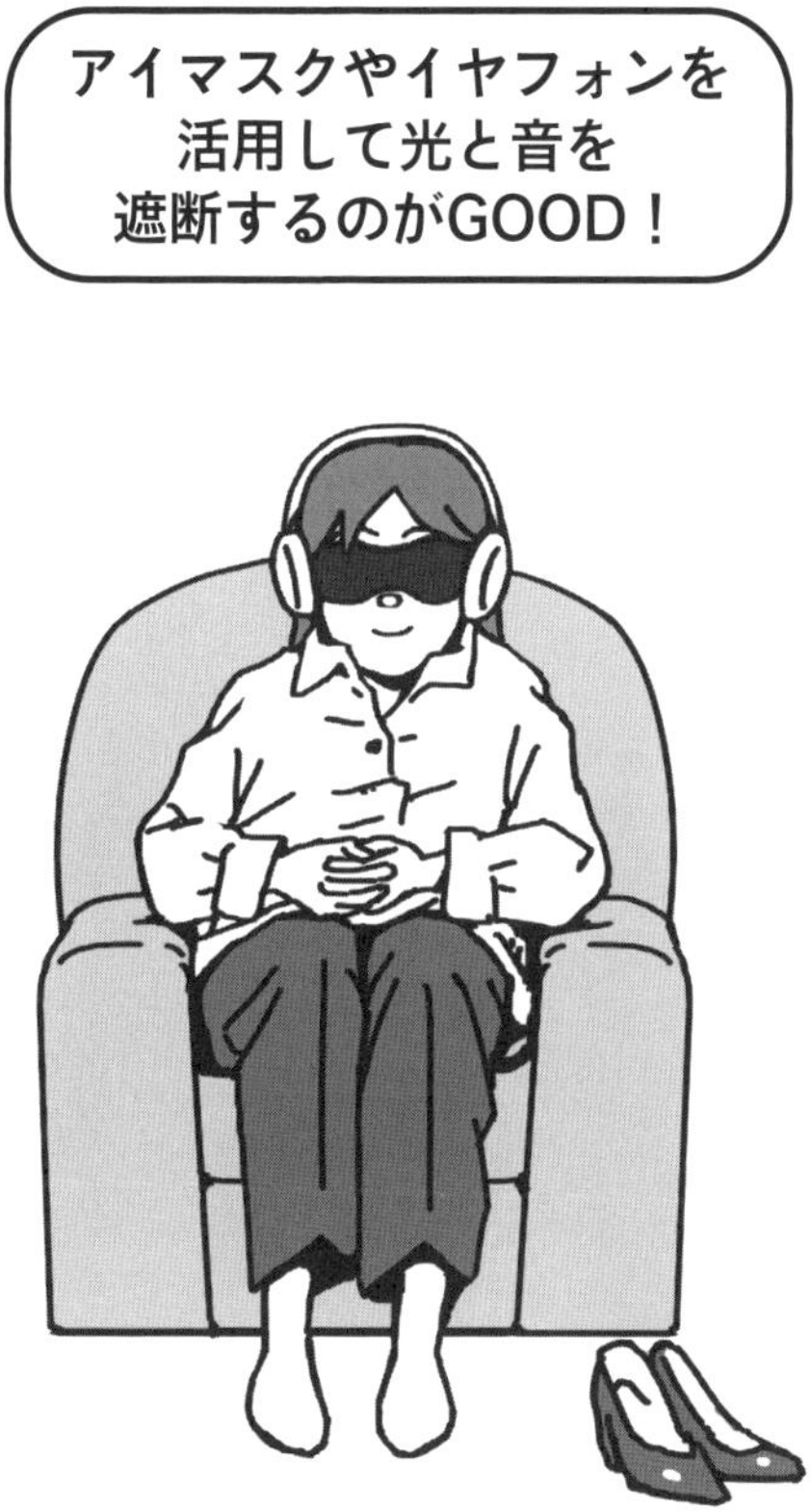
アイマスクやイヤフォンを
活用して光と音を
遮断するのがGOOD！

眠りやすい姿勢

パワーナップを取る時の姿勢は、**自分がリラックスできて、なおかつ起きやすい姿勢であれば、原則はどのような姿勢でもかまいません。**

椅子に座って寝る。デスクに突っ伏して寝る。マッサージチェアを使う。それでも眠れないなら、ソファなどで横になる……。ご自身にとって寝やすい環境を探すため、どんどんいろんな姿勢にトライしてみましょう。

寝る際の姿勢を考える上で重要なのが「**人は体の全ての部位が心臓と同じ高さにあるとリラックスできる**」という考え方です。

人体にとって一番のストレスは重力です。

立っている状態をイメージしてください。心臓は重力に逆らって血液を頭のてっぺんまで押し上げなければなりません。また心臓は、手先・足先に溜まっている血液を心臓まで引っ張り上げなければなりません。これは心臓にとっては重労働になります。もしも完全に横になり、心臓と心臓以外のすべての部分が同じ高さになっていたとしましょう。心臓はほとんど力を使わずに血液を全身に送り、また全身の血液を戻してきます。

もしも、パワーナップを取る際に、**完全に横になれない場合には、極力、体の各部分の高さが心臓と同じくらいになるように**してください。椅子の背もたれに頭をのせた状態よりも、机に突っ伏して頭を下げたり、椅子を極力リクライニングさせて、頭を背もたれにのせて上半身を極力フラットにすることも有効です。その時に**足置きなどに足を乗せて、**

脚を上げられれば最高です。

心臓と他の臓器の高さを
なるべく近づける姿勢がいい

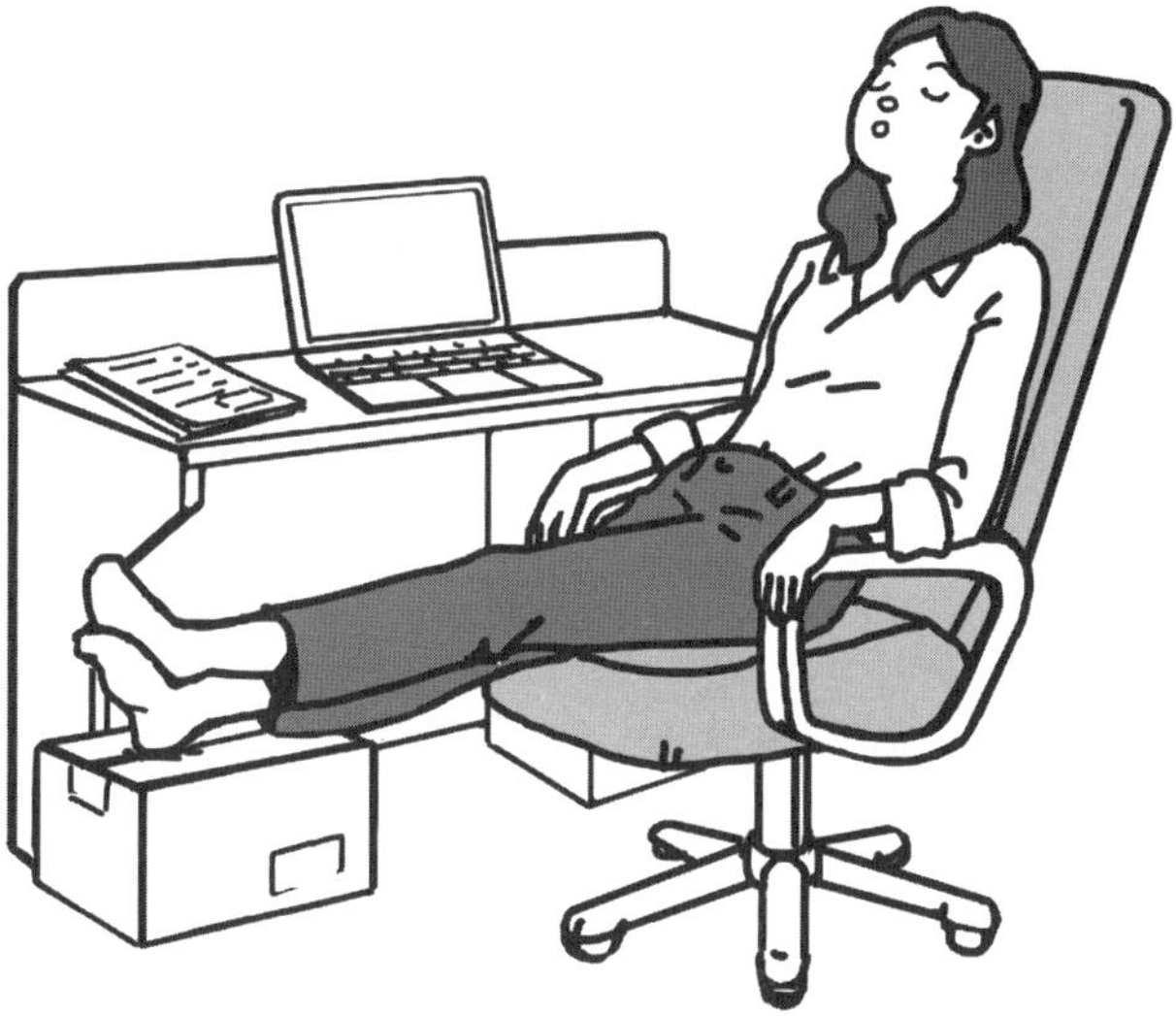

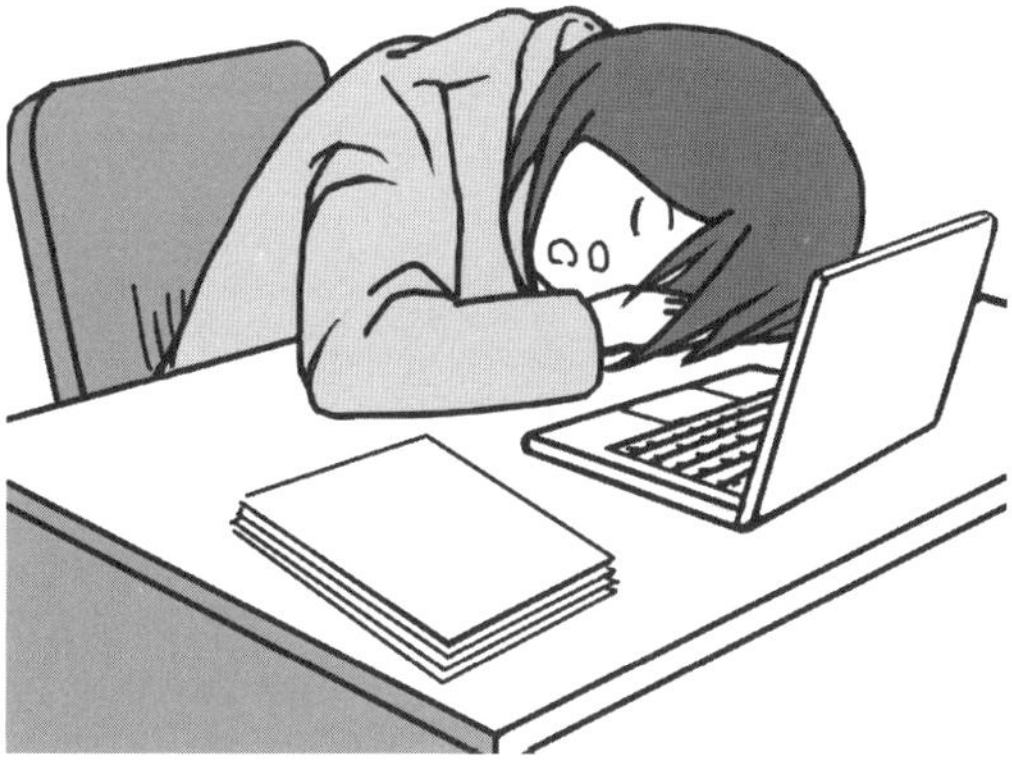

無理に寝ない

さて、ここまでパワーナップのメリットについて解説してきましたが、ひとつお伝えしたいのは、大前提として、**眠くなければパワーナップを取る必要はない**ということです。

パワーナップを取るべきなのは、「日中も眠い」「眠くて仕事に集中できない」という方です。

もっとも、なかには日中の眠気が耐え難いからパワーナップは取りたいけれども、いざ寝ようとすると眠れない。パワーナップがストレスになるという方です。

しかし、ご安心ください。

仮に寝付けなくても、**20分間、リラックスした状態で目をつぶるだけで十分に効果はあります。**

もちろんパワーナップ中に、一瞬でも眠れれば理想的です。パワーナップで5分程度眠れれば100点です。一瞬でも眠れれば80点です。もしも眠れなくてもパワーナップ中リラックスできれば50点の効果はあります。82ページで紹介した広島大学の林先生の研究からも、リラックスしているだけでも眠気や疲労感の上昇は抑えられていることは確認できます。

昼休みに、リラックスせずに働き続けると、どんどん計算能力が下がり、眠気が増し、アルファー波が増えてしまうのです。目を閉じてリラックスして体と脳を休めるだけでも効果はあります。またパワーナップ中、本人は気が付かないが、マイクロスリープと呼ばれる一瞬の睡眠をとれている場合もあります。仮に本人は眠った感覚がなく手も、目を閉じて眠りの体勢に入るだけでも、十分に効果は発揮できるのです。

眠れないからといって焦らなくてOK。
目を瞑ってリラックスするだけでも大丈夫

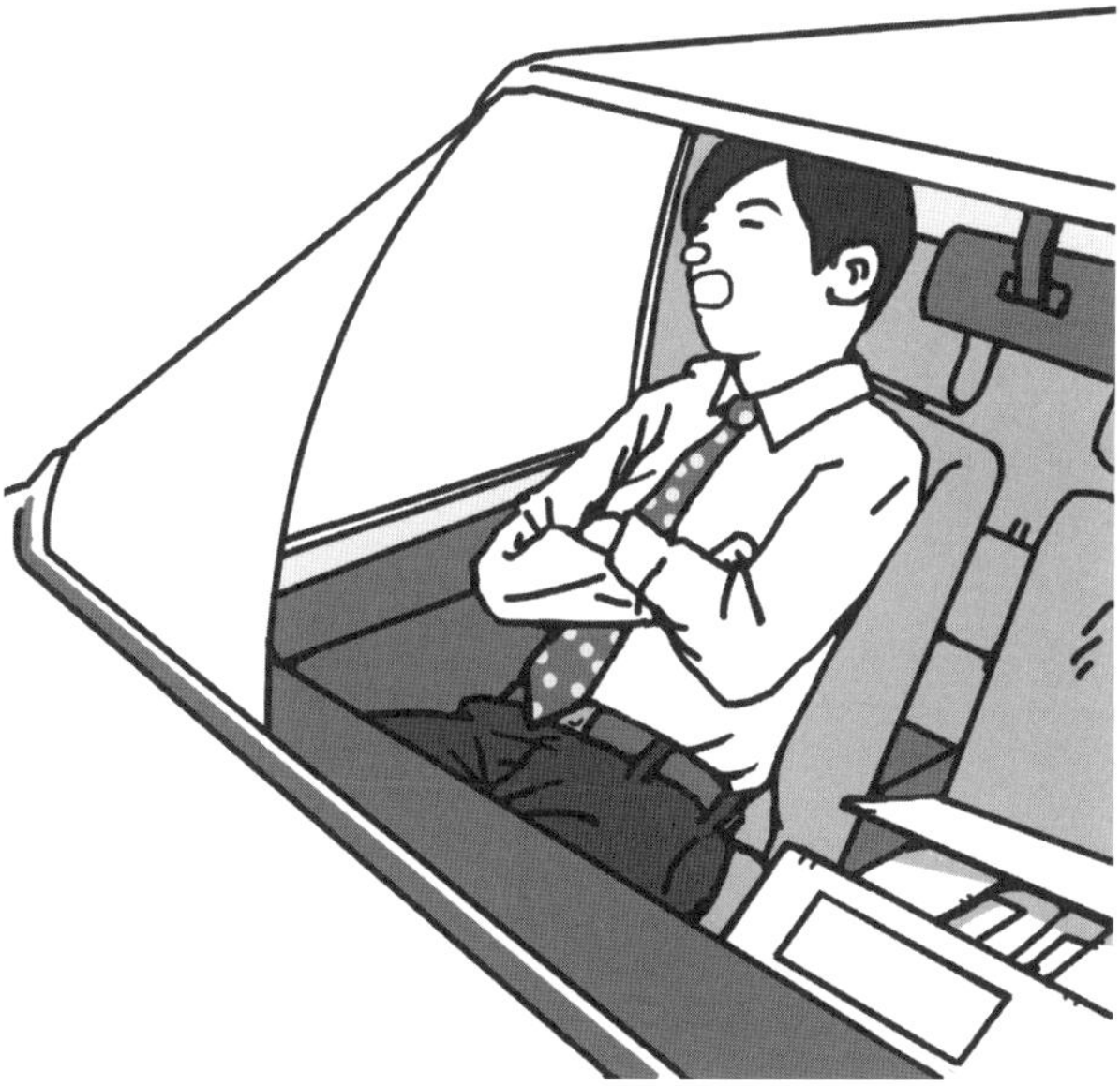

スムーズに起きる

パワーナップの注意点は、「眠ること」だけではありません。**「起きること」も大切**です。

パワーナップは、あくまで短い時間の昼寝です。深く眠ってしまうと、起きるときの目覚めが悪くなってしまいます。**スムーズに起きられる環境を整える**ことも重要になります。

自然に起きられないという人は、アラームの設定を忘れずに。大きな音でなくても起きられますし、音の代わりにバイブレーションなどを使うのも有効です。

また、眠る前に、**1杯のコーヒーや紅茶を飲んで、事前にカフェインを入れて眠る**という手段もあります。**「カフェインナップ」**と呼ばれています。カフェインは、脳のアデノシンという疲労物質の作用をブロックすることで眠気を抑え込みます。たくさん働くと、疲労物質であるアデノシンが増え、増えたアデノシンにより眠くなってしまうのです。カフェインは飲んですぐに効果が出るわけではありません。飲んでから約15分経たないと効果は出てこないため、20分のパワーナップが終わる頃に覚醒しやすくなります。

また、コーヒーや紅茶の香りにはリラックス効果があり、温かいコーヒーや紅茶は香りが引き立つだけでなく、体温も上げるので寝つきをよくする効果があります。

パワーナップ後、寝覚めが悪いという人は、**冷たい水で顔を洗う**こともおすすめです。

眠ると、リラックスを司る副交感神経が優位になるので、体の末梢血管が開き、どんどん熱を外に放出しようとします。その状態を放置すると、体温がどんどん下がり、より眠くなってしまいます。これに対して、**体の部位の中でも特に熱を多く放出している足と手**

と顔を冷やすと、末梢血管が収縮し熱の放出を止めることができるのです。

冷水で顔や手を洗い、靴を脱いでスリッパやサンダルに履き替えるなどして足を冷やすと、目が覚めて仕事に集中できるようになります。

20分過ぎたら
冷水で末端を冷やすと覚醒する

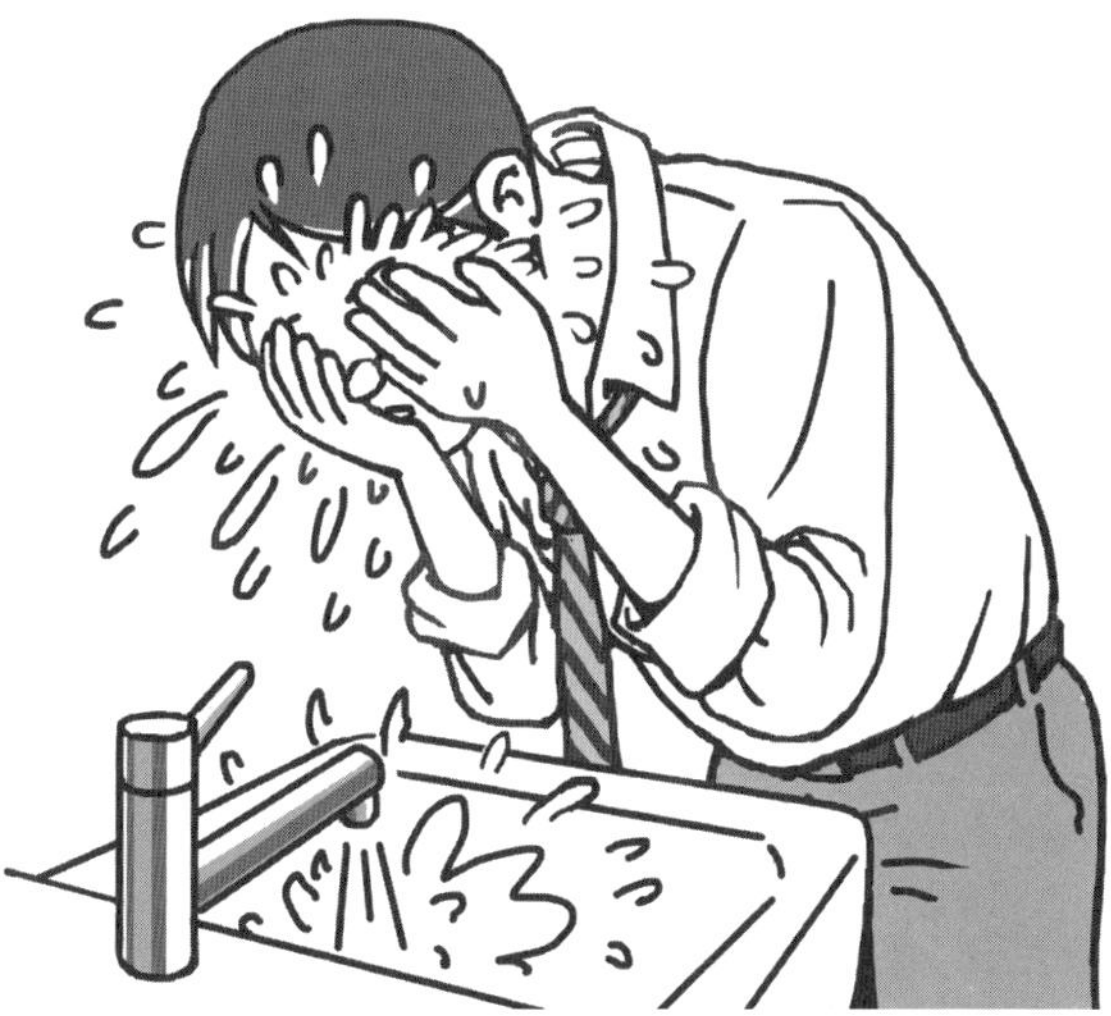

眠りやすい場所

自宅勤務ならば、眠る場所は自由に選べるでしょうが、オフィスに通勤しているビジネスパーソンは、パワーナップを取りたくとも、なかなか場所を見つけられません。

オフィスでは落ち着いて昼寝ができない……という人に向けて、意外とおすすめなのが**「電車」や「車」**です。

電車は適度な揺れや雑音があるので、短い時間のパワーナップを取るにはうってつけです。私自身、移動が多い日は、電車の中ではなるべく椅子に座るようにして、目を閉じて、1分程度のパワーナップを取るようにしています。

あと、車での外回りが多い人ならば、**誰からも話しかけられない車の中はパワーナップに最適です。**

そのほか、マッサージを受けると副交感神経が優位になるので、マッサージチェアやマッサージ店などに行って、マッサージを受けながらパワーナップをとるのもおすすめです。

あと、環境づくりで一番大切なのが**「他人に話しかけられない環境作り」**です。他人と会話をすると脳が活性化して、なかなか眠りにつけません。せっかくパワーナップを取ろうとしてリラックスしていても、人から話しかけられると、一気に目が覚めてしまいます。

仮に**近くに同僚や家族などがいる場合でも、「いまから寝ます」と宣言して、その時間帯は周囲から話しかけられないように告げておくとよいでしょう。**

ランチを終えたら
おしゃべりせずに「寝る」宣言

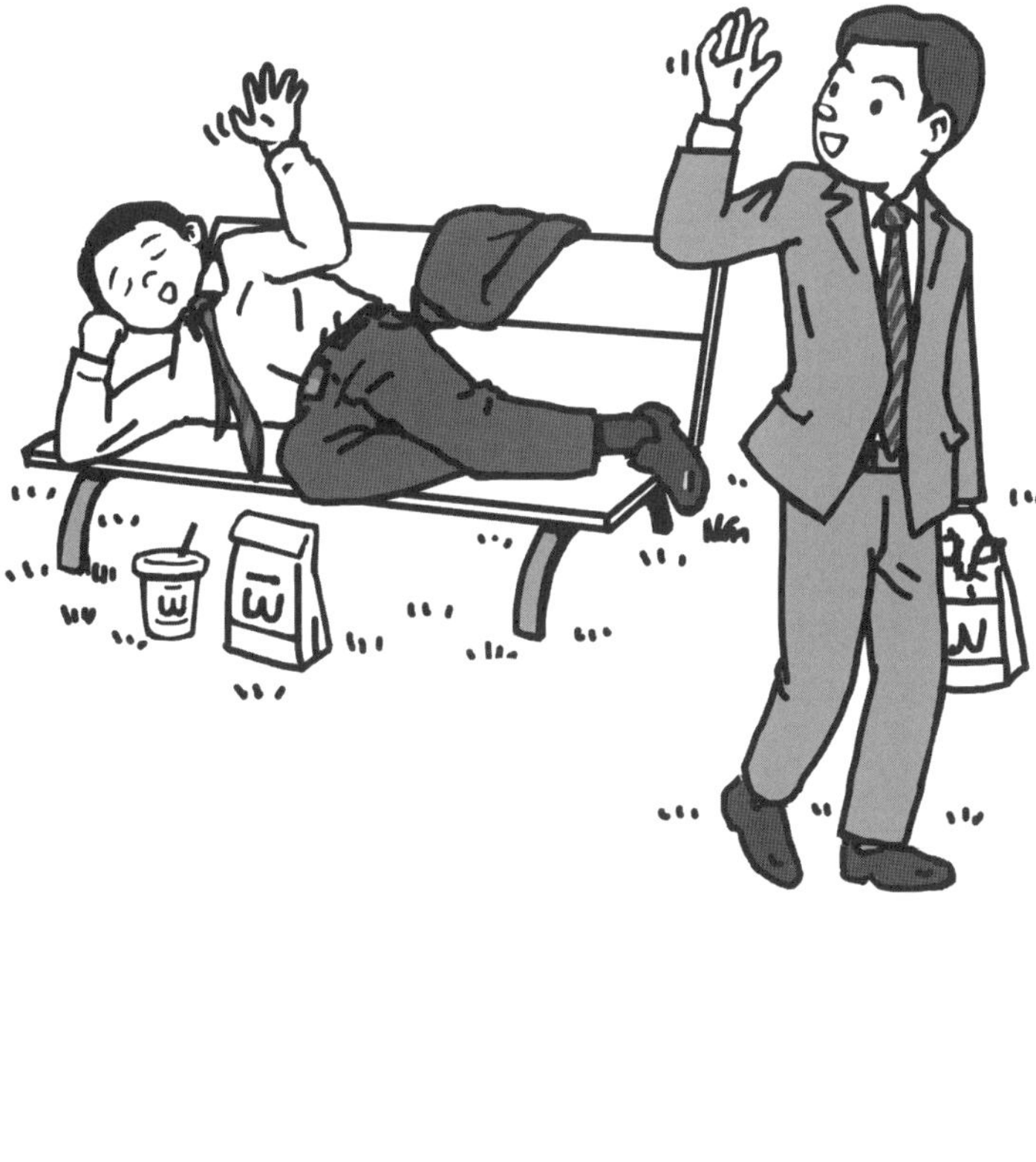

第3章の結論

①睡眠不足による経済損失は前提がおかしい
②小中学校では睡眠時間が長い地域の成績が悪い
③昼間の眠気対策にはパワーナップを活用
④きちんと寝ていても眠い病的な眠気があるときは睡眠外来へ
⑤パワーナップは20分以内、15時までに取るべし
⑥パワーナップは15時までなら何度取ってもＯＫ
⑦夜寝る前の「うたた寝」はやめよう
⑧光と音は遮断すべし
⑨なるべく全身を心臓と同じ高さにする
⑩軽く動いた後はより寝やすい
⑪コーヒーを飲んでから寝ると目覚めもいい

第4章

進化した
パワーナップ
「スーパーパワーナップ」

7時間睡眠で理想的な体型を維持

図38はNTTドコモのリストバンド型の活動量計「ムーブバンド」を使った調査の結果※26です。この調査によると、男性は6時間睡眠、女性は6時間半睡眠を取っている人が一番多いという結果になりました。また、同時に測定していたBMI（Body Mass Index、体格指数。体重と身長の関係から算出される値で、成人の肥満度を評価するために一般的に使用され、18・5未満：痩せ型、18・5〜24・9：正常、25〜29・9：前肥満、30以上：肥満と評価される）の値は、男性では7時間及び7時間半睡眠でBMIが最低になり、女性では7時間睡眠で最低になっていました。現代社会は栄養過多のほうが問題で、それが原因で生活習慣病になるため、BMIが低くなるような試みがされています。となれば、**生活習慣病の予防のためにも7時間睡眠が適切**であることがわかります。

7時間よりも睡眠が長くても、短くても太る傾向が強くなり、特に睡眠時間が短くなると太る傾向がより強くなることがおわかりいただけると思います。スタンフォード大学の研究でも睡眠が短いと太りやすくなるという結果が発表されています※27。

29ページで紹介した図8の睡眠時間の国際比較においても、日本の睡眠時間が一番7時間に近いので肥満リスクが減り、生活習慣病が減って、平均寿命が一番長くなっているのかもしれません。

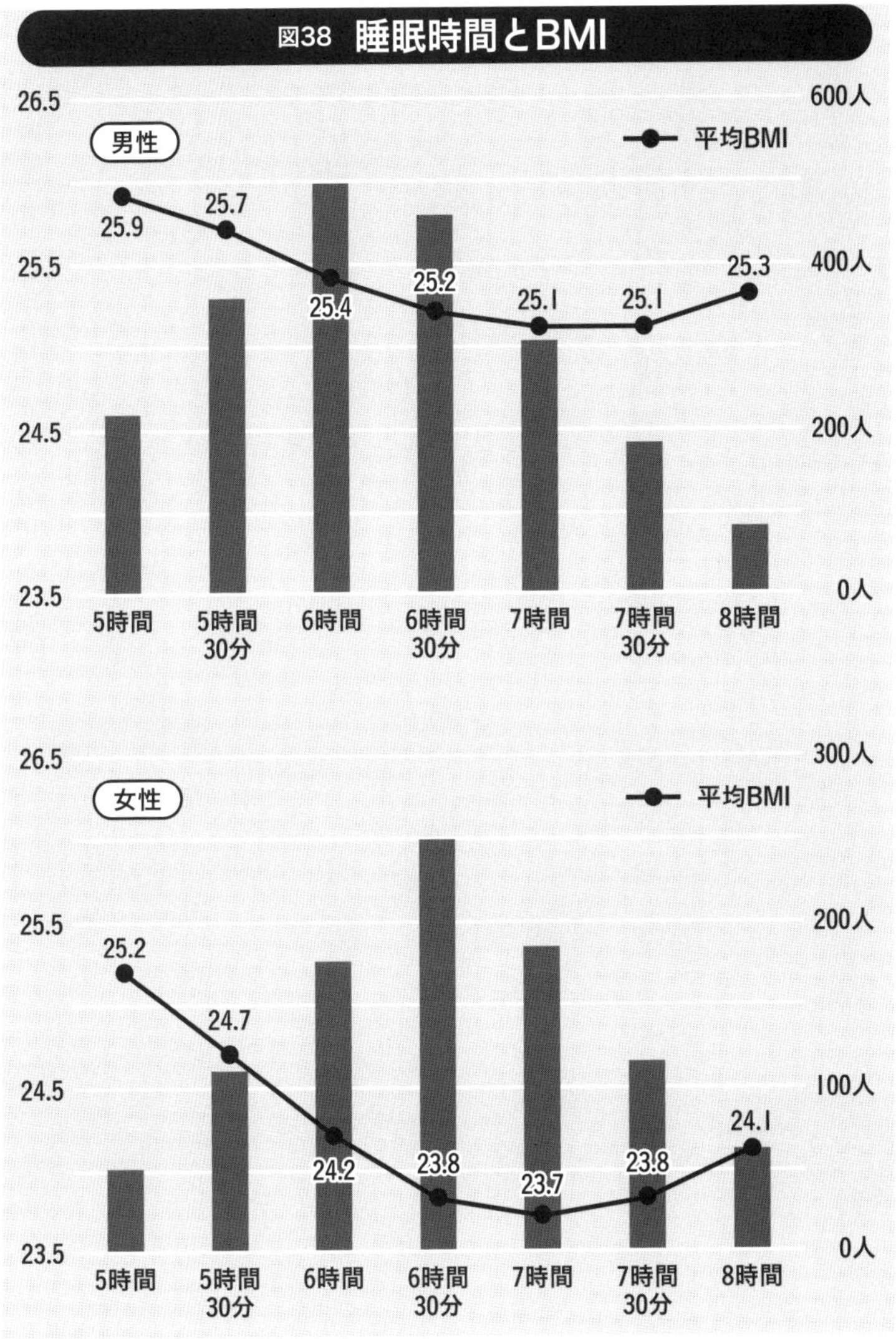

ドコモ・ヘルスケア「からだデータ」白書2018より

睡眠時間が長いと背が高くなる

図39は、地方型（人口密度の低い地域）の中学2年生男子の睡眠時間と身長の関係を示しています。都会型と地方型の都道府県では成長に対する条件が違いますので、人口密度が下位半分の地方型の都道府県のみを選び出しました。

横軸が睡眠時間で縦軸が身長です。近似直線は明らかに右肩上がりになっています。**睡眠時間が長いほど身長が高い**ことを示しています。

白丸で示している県は、12月から2月までの日照時間が短い7県で、県名の横の番号はその順位を示しています。秋田県や青森県のように、**睡眠時間が長く、冬の日照時間が短い県ほど身長が高くなっている**ことがわかります。

東北・北陸・北海道の日本海側出身の方に聞きますと、冬は曇り・雨・雪の日が多く、午後も早くから暗くなると言っていました。そのような条件が整うと睡眠時間が長くなり身長が伸びるようになるのかもしれません。

都会型の都道府県では、夜間の人工照明による影響が強くなり、このようなきれいな関係は見出せませんでした。

図39 地方の中2男子の睡眠時間と身長

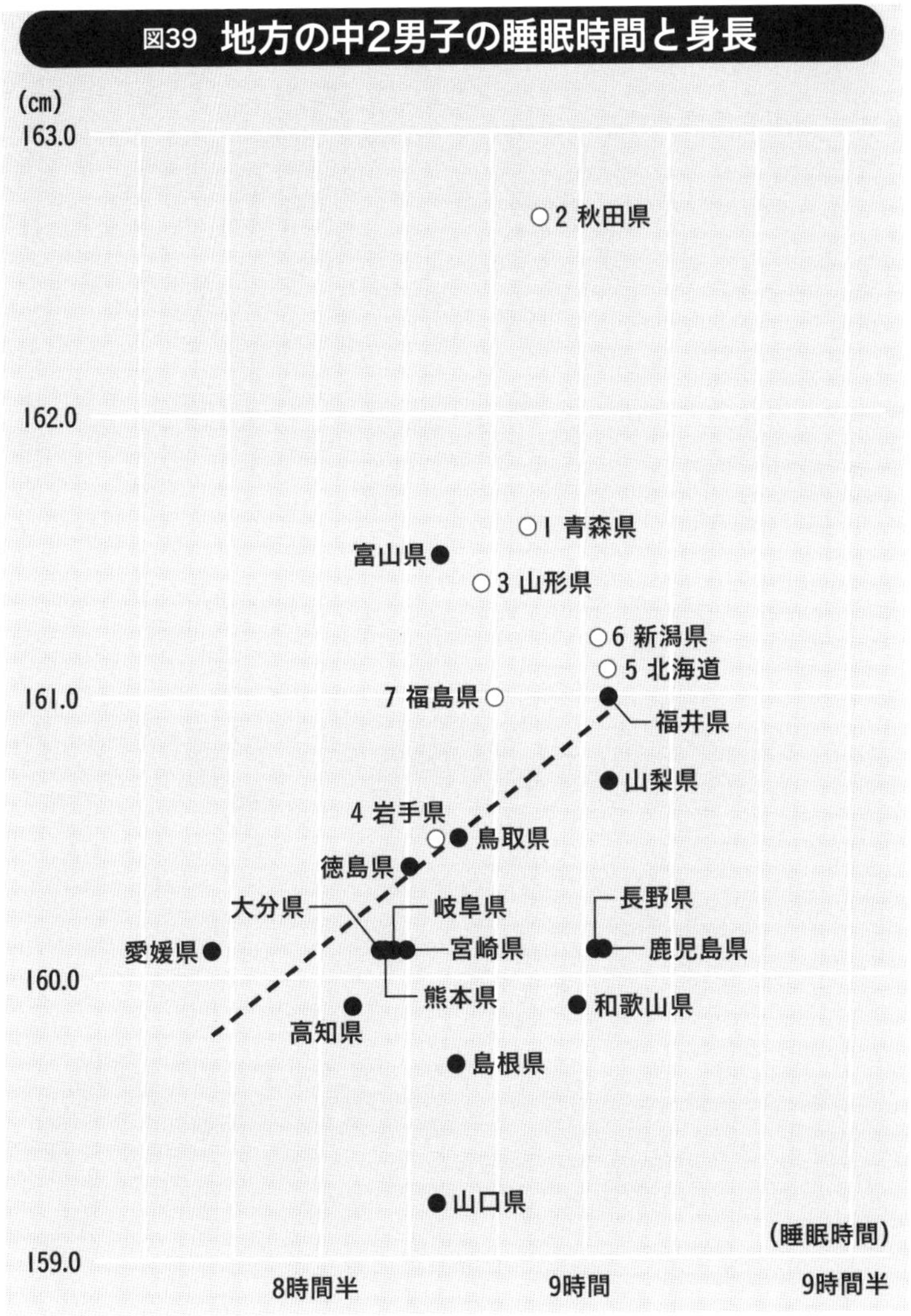

「国民健康・栄養調査」(厚生労働省)、「社会生活基本調査」(総務省)、気象庁データなどに基づき
スリープクリニックが作成 © 2024 Sleep Clinic.

睡眠時間が充分だと運動能力も上がる

充分な睡眠時間は身長だけでなく、運動能力にも良い効果を与えます。

スタンフォード大学の男子バスケットボール選手10人に40日間、毎晩10時間ベッドに入ってもらい、睡眠時間を延長させ、それが昼間の運動パフォーマンスにどのように影響するか調べた実験があります（図40）※28。

具体的には、バスケットコートの往復走、フリースローの成功率、3ポイントシュートの成功率です。いずれも、睡眠時間の延長で良い結果が出るようになりました。また、反応時間も午前・午後とも大幅に改善していました。

長い睡眠は体を大きく成長させるだけでなく、運動能力も向上させることがわかりました。アスリートにとって、睡眠は栄養やトレーニングと同等の価値を持つ大切な要素であることがわかります。子供の身長を伸ばし、運動能力を向上させるには長い睡眠時間が必要なのです。

図40　長時間睡眠が運動能力に及ぼす影響

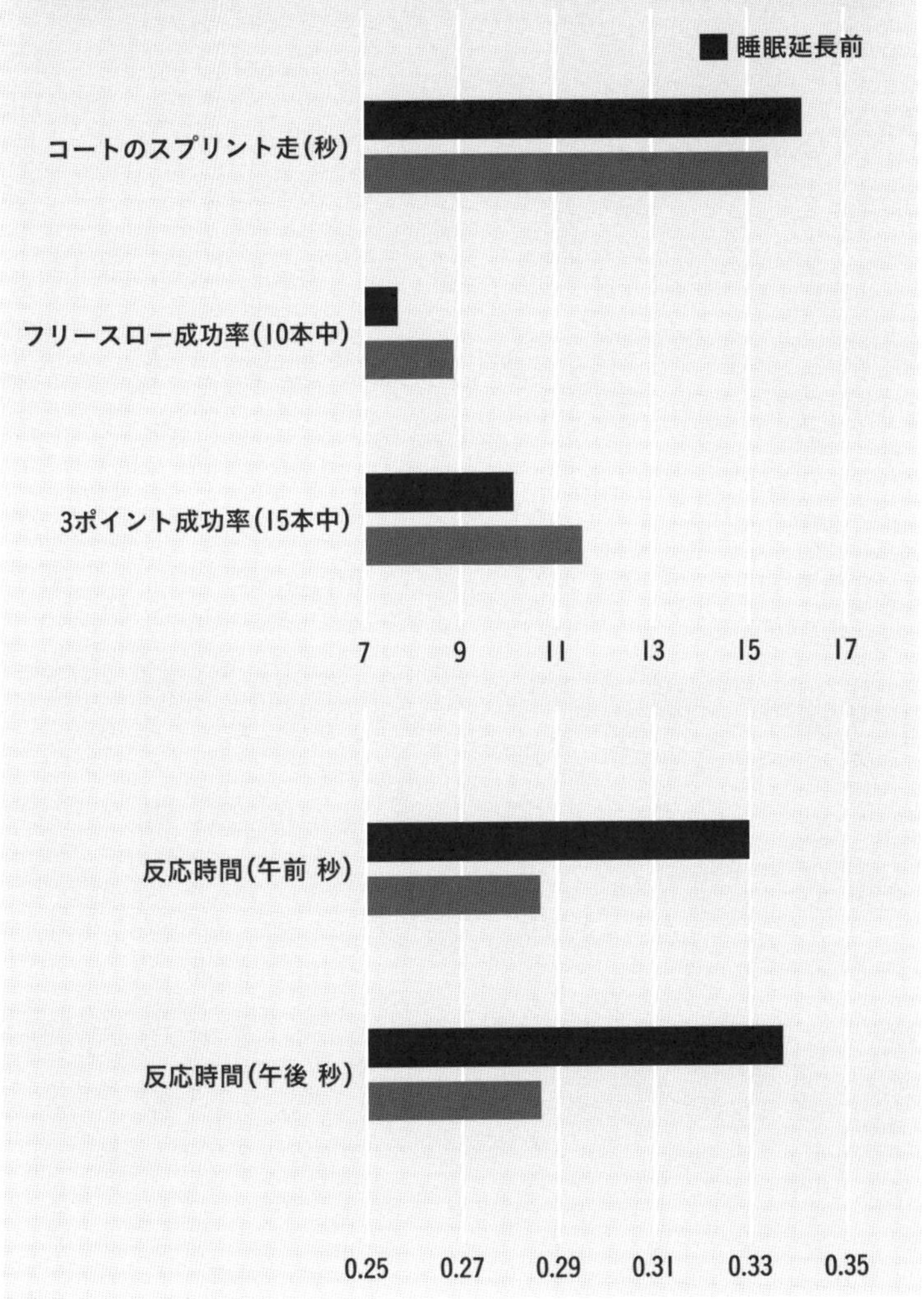

Mah CDらのデータ※28に基づきスリープクリニックが作成 © 2024 Sleep Clinic.

小学生は身長より成績が大切？

図41は、2023年に筆者の地元である東京都調布市の公立の小学校で講演をした際に、協力していただいた学力と身長に対するアンケート結果です。6年生93人、3年生111人に協力していただきました。

身長を伸ばすには、長く眠ることが大切です。一方、睡眠時間が短いほうが成績が良いという結果も出ています。そこで、身長を伸ばしたいのであれば睡眠を長くし、成績を上げたいのであれば睡眠時間を削ることになります。

学力と身長のアンケート結果は、**小学6年生も3年生も成績を良くしたいと思っている割合が多い**という結果になりました。何よりも睡眠時間を大切にしているメジャーリーガーの大谷翔平選手とはかけ離れた結果であり、将来大谷選手のような日本人を多く輩出させるには小学生の意識改革が必要で、それが睡眠教育につながります。

勉強は大人になってもできますが、体を大きくたくましくするのは18歳までがリミットです。また、**子供の時に長い睡眠習慣を身につけると一生涯にわたって睡眠が長くなりますので、将来的に短い日本の平均睡眠時間を延ばす効果もあります。**

図42は同時に行った睡眠時間と身長の関係を示したグラフで、小学校6年生も3年生も

睡眠時間が長い生徒ほど身長が高くなっていました。成人以降は7時間睡眠がベストですが、小中学生は9~10時間睡眠を取ることを薦めています。朝食を取り学校に遅れずに通学するには6時半頃の起床が必要でしょうから、21時くらいに床に就かせることが子供にとってはベストな時間になります。皆さんが思っている以上に子供には時間の余裕がありません。夜ダラダラと長時間ゲームをする時間はないはずなのです。

図41　小学生の身長と成績への意識

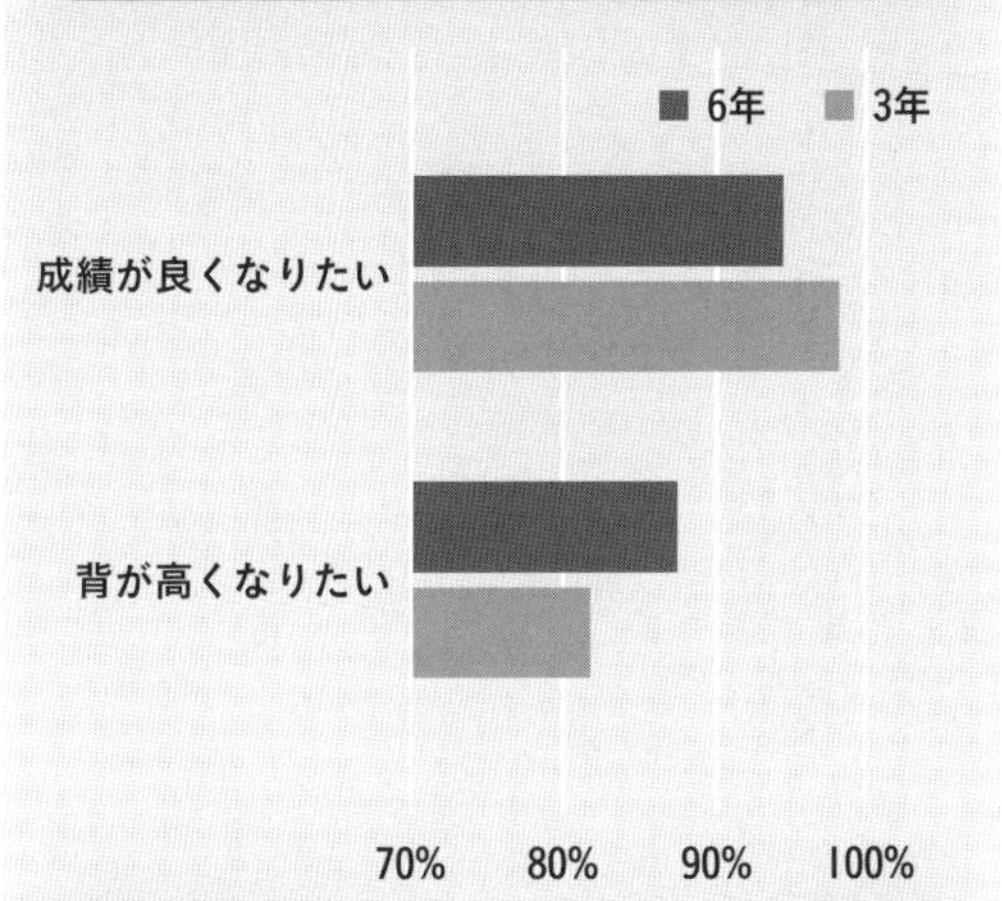

図42　睡眠時間と身長

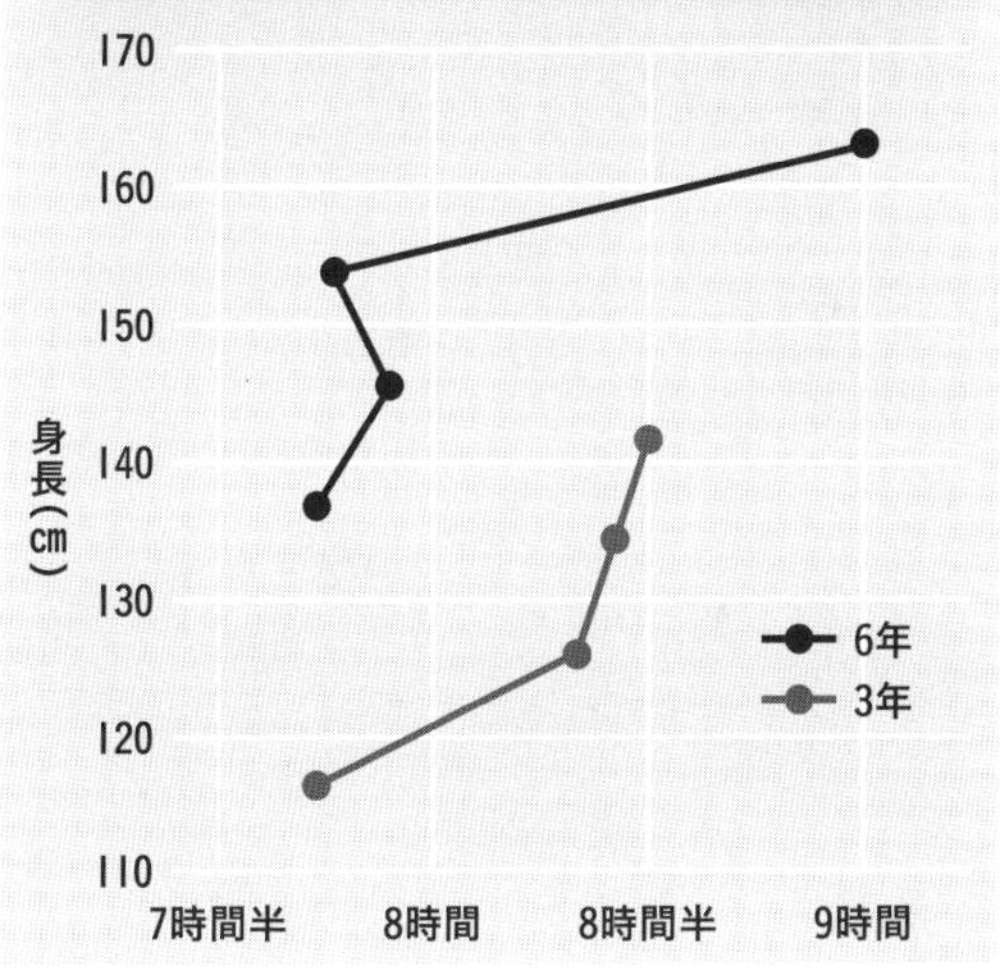

上下ともスリープクリニックのデータに基づきスリープクリニックが作成 © 2024 Sleep Clinic.

身長の伸びは18歳まで

図43は、厚生労働省が行っている国民健康・栄養調査の2019年の結果で、各年齢の平均身長と平均体重を示しています。成長曲線と言われているものです。

上の図は身長の結果で、男子の身長は14歳までは急激に伸び17歳から25歳までは緩やかになり、その後止まります。女子の身長は13歳までは急激に伸び22歳までは緩やかになり、その後止まります。教科書的にも、男性は17歳から21歳、女性は15歳から18歳までが骨の成長期になります。**骨の成長は13〜14歳までがもっとも大切で、22〜25歳まで続いて止まります。**

ただし、アスリートは特殊でNBA選手のアンソニー・デイビスは高校時代に21センチ、スコッティ・ピッペンは18センチ、ステフィン・カリーは7センチ身長が伸びていますので、アスリートの成長期はもう少し年齢が上がっているかもしれません。

下の図は体重で、男女ともに13〜14歳までは急速に増え、その増加は45歳まで続きます。皆さんも実感として、身長の伸びは18歳頃までが限界ですが、体重の増加は中年以降も続く印象があるでしょう。それは、体重増加の主な原因である脂肪細胞はどんどん増え続けますし、筋肉の細胞もどんどん太くなる性質があるからです。

一方身長は、骨が伸びることによって高くなりますが、骨の細胞は18歳ころになると増殖を止めてしまいます。その機序に関しては次の項で説明しますが、いずれにせよ**18歳ま**

でにいかに身長を伸ばすかが大切になります。

図43　各年齢の身長と体重

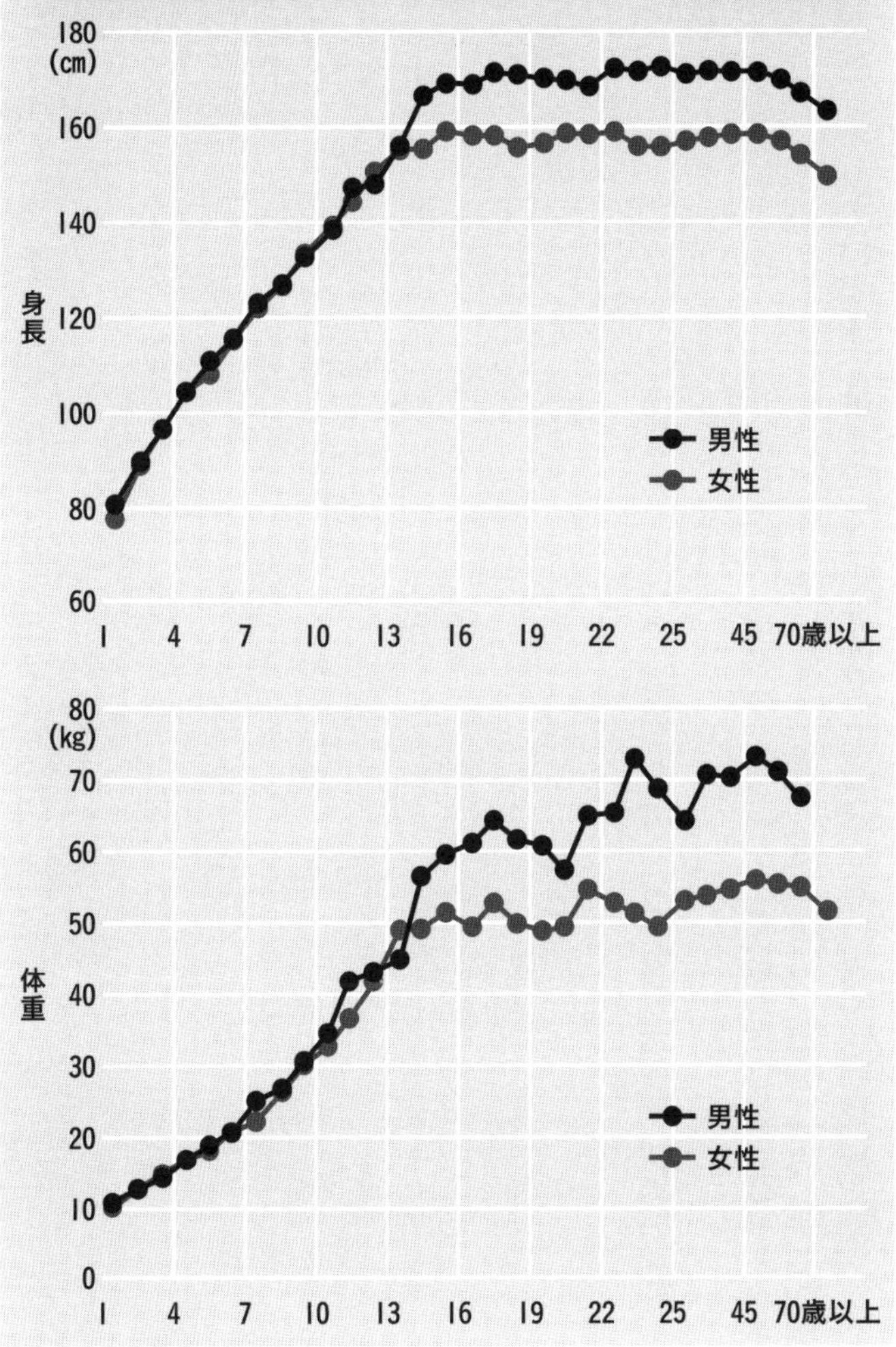

2019年国民健康・栄養調査（厚生労働省）のデータに基づきスリープクリニックが作成

身長を伸ばすカギは「成長ホルモン」

では、身長を伸ばすためには、骨が伸びる必要があります。その仕組みを簡単に説明します※29。

骨の両端には骨端線《こったんせん》と呼ばれている線があります。フライドチキンを食べた後、骨をよく見ると、この線が確認できます。長い骨の両端が膨らんでいますが、細長い骨の部分と膨らんでいる骨の部分の間にくぼみがあります。それが骨端線です。

この骨端線には骨軟骨と呼ばれている軟骨細胞があって、この軟骨細胞に成長ホルモンが反応すると軟骨は2つに分裂します。分裂した2つの軟骨細胞にそれぞれ成長ホルモンが反応すると、次は軟骨が4つに分裂します。この分裂した軟骨細胞に、端からカルシウムが蓄積して固い骨になってます。これが骨の伸びる仕組みです。

この軟骨細胞は18歳頃からどんどん少なくなり、25歳ころには完全になくなり骨端線もなくなります。したがって**18歳までにいかに成長ホルモンを多く出させるかが身長を伸ばすカギ**になります。

なお、身長を伸ばしたい子供の場合、**成長ホルモンが出ている間は横になっていることが肝心**です。なぜならば、**軟骨細胞が縦に分裂しているときに、垂直方向、即ち立っている状態だと、重力の関係で縦への分裂を邪魔してしまう**からです。成長ホルモンが分泌され、軟骨細胞が分裂しているときは、机に突っ伏したり、椅子に座ったまま寝るのではなく、できるだけ布団やベッド、ソファなどに横になって寝るようにしましょう。

図44　骨が伸びる仕組み

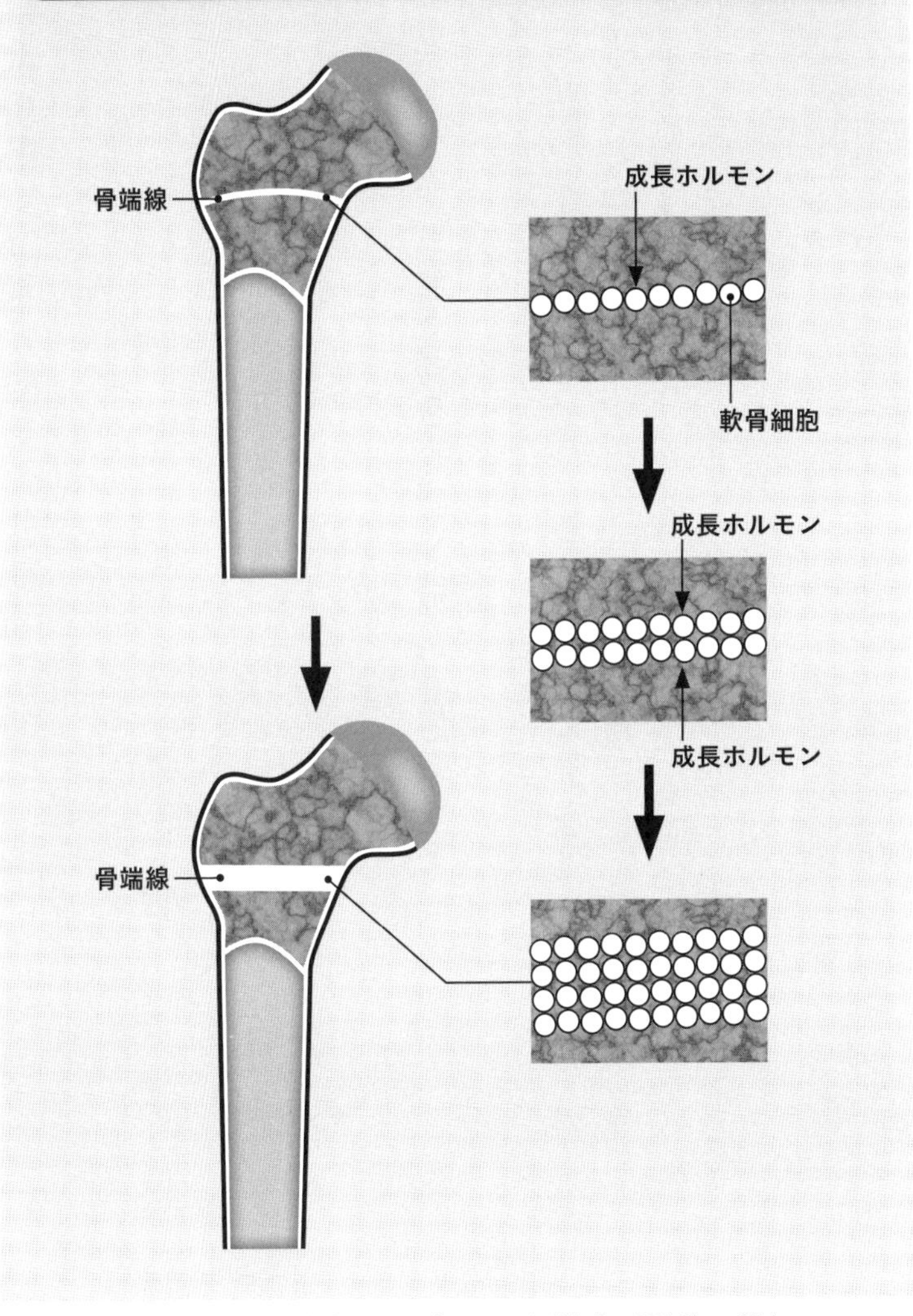

上田晃三ら(2008年)※29の論文に基づきスリープクリニックが作成 © 2024 Sleep Clinic.

成長ホルモンは眠り始めの3時間に出る

図45を見るとはっきりわかるように**成長ホルモンは、眠りに入ってからの3時間の間に一番多く出ます**※30。

眠りに入ってからの3時間は、深い眠りの期間で、外から起こそうとしてもなかなか起きません。つまり、成長ホルモンは質の良い、しっかり眠れている時間帯に、多く分泌されるのです。

そのほかにも、**食事でも成長ホルモンは多少分泌されます。**

これをうまく利用しているのが力士です。朝稽古をして、ちゃんこを食べて午前中に眠るという力士の習慣は、食事をして眠るという、大量に成長ホルモンを分泌させるパターンを午前中に実現させているのです。非常に理に適った睡眠管理術だと言えます。

夜の睡眠時にも成長ホルモンは分泌されますので、成長ホルモンの恩恵を1日に2回、大量に受けることができます。力士の生活スタイルは昔から受け継がれてきたものだと思いますが、より大きくたくましい体を作り上げることができることを、経験的に知っていたのかもしれません。

また、秋田県をはじめとする東北地方の方々の睡眠時間が長く、身長が高いのは、睡眠と成長ホルモンの関係からも理解できます。

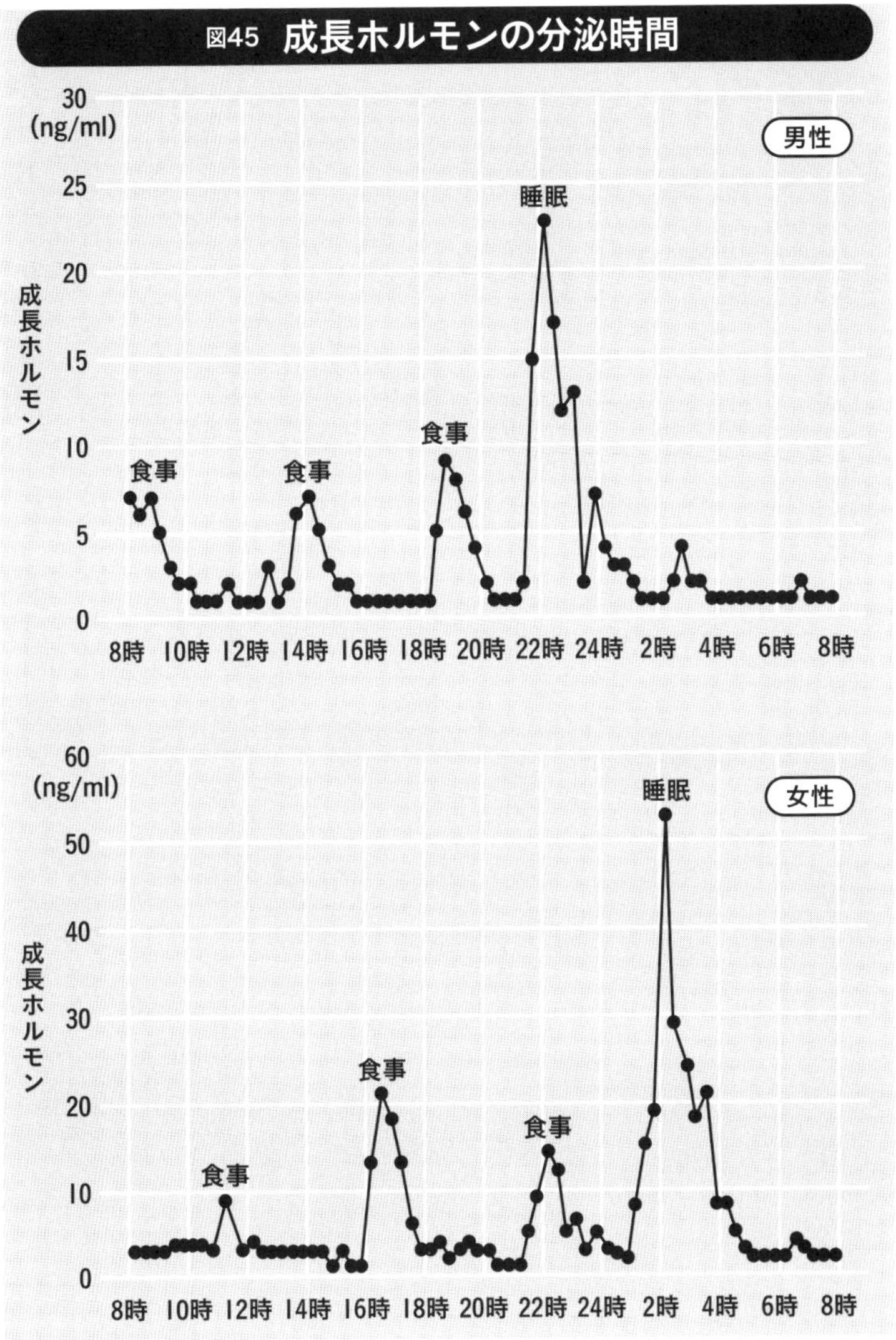

Ho KYら(1987年)※30の論文より引用

成長ホルモンは健康・美容・免疫・筋力アップに関与

本章の冒頭でも少し言及しましたが、成長ホルモンが身体によい影響を与えるのは子供だけではありません。

成人にとっても、健康や美容、筋力アップには欠かせない存在です。

図46は、成長ホルモンと年齢・性別の関係を示したグラフです。上の図で33歳未満のほうが55歳以上より成長ホルモンの量が多いことがわかります。また下の図で女性のほうが男性より成長ホルモンの量が多いことがわかります。

身長に関しては、骨端線が開いている若い時期に成長ホルモンが多く分泌されますので背が伸びます。年齢が上がると成長ホルモンの分泌量が減り、骨端線も閉じてしまいますので背の伸びは止まります。女性に関しては、成長ホルモンの分泌量は多いのですが、男性よりも骨端線が早く閉じてしまうので身長の伸びは早めに止まってしまいます。

さらに、成長ホルモンには身長を伸ばす以外にも、さまざまな役割があります。

成長ホルモンは、**古くなったり壊れたりした細胞を修復し、新しい細胞に置き換える作用**があります。たとえば、内臓の細胞が新しくなれば、より健康になりますし、皮膚の細胞が新しくなれば見た目も若々しくなります。免疫細胞が増殖すれば、ガンや感染症にかかりにくくなります。また、トレーニングにより筋肉細胞がダメージを受けた場合、成長ホルモンによってその修復が行われ、トレーニング前の状態よりも強い状態に修復されます。その際、筋肉繊維がより太く強くなるため筋力アップにつながります。どうでしょう、まさによいことづくめです。

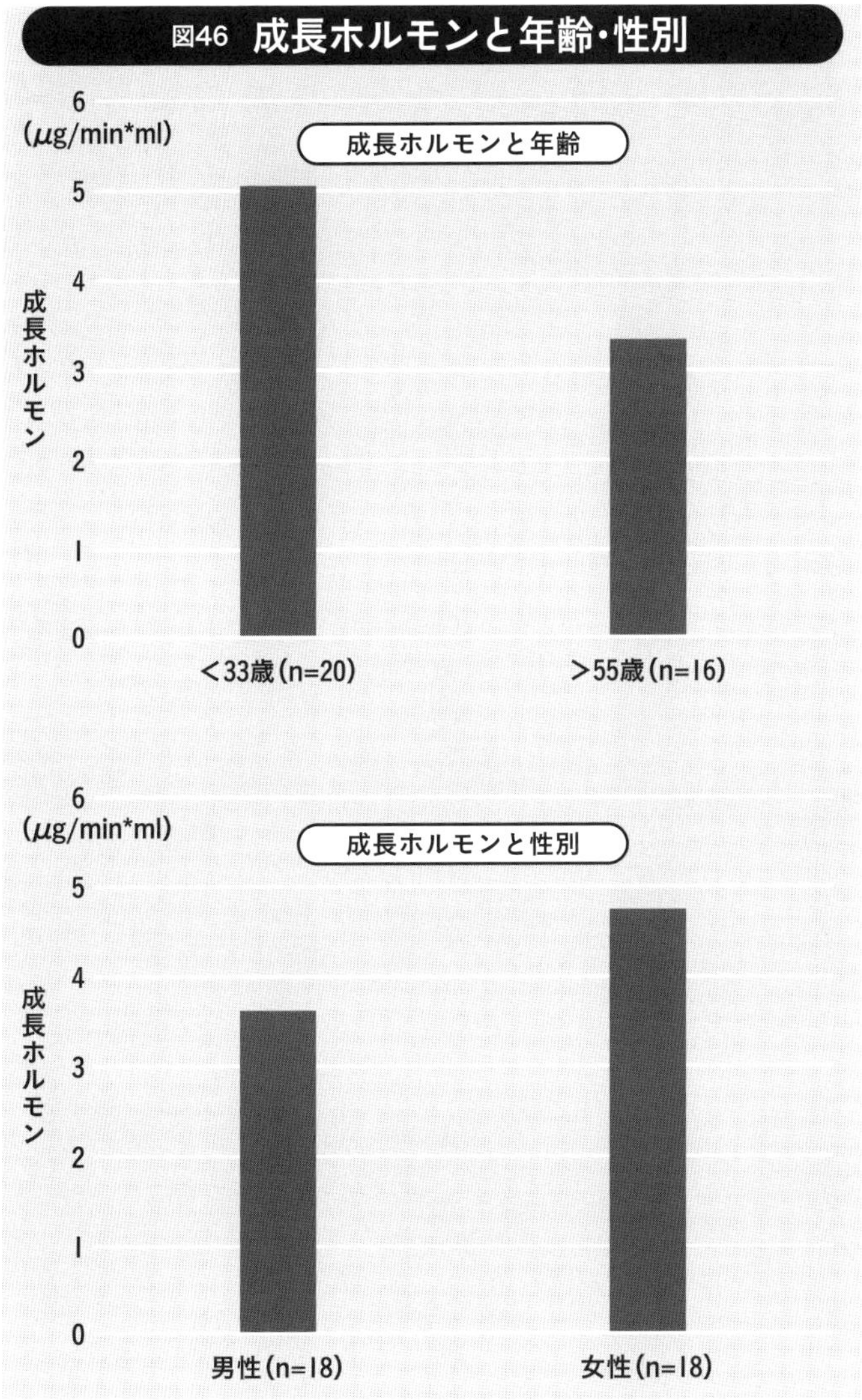

Ho KYら(1987年)※30のデータに基づきスリープクリニックが作成 © 2024 Sleep Clinic.

加圧トレーニングで成長ホルモンをアップさせる

成長ホルモンは良い睡眠と食事で分泌されると説明してきましたが、もう一つ、より多くの成長ホルモンを分泌させる方法があります。それが、「**加圧トレーニング**」です。

加圧トレーニングとは、専用のベルトを巻いて血流を適切に制限しながら行うトレーニング法です。図47を見てください。これは中国で2021年に発表された※31、加圧トレーニングに関するデータです。両足に加圧ベルトを巻いて運動をし、運動前と後で成長ホルモンを測った結果です。**成長ホルモンは運動の前後で13倍**に増えていました。この増加は少なくとも運動後30分は続いていました。加圧なしの運動では8・5倍までしか増えていませんでした。

図48は、スリープクリニック札幌とクリニックに隣接している加圧トレーニングジムであるノースコタンで行った同様の結果で、加圧プラス運動で成長ホルモンは4・6倍に増え、加圧なしでは1・2倍までしか増えませんでした。

これらの結果から加圧トレーニングが成長ホルモンの分泌を促進することは明らかになりました。

なお、加圧トレーニングは専門家の指導のもとで行いましょう。通常の自体重を利用した筋トレでも加圧時よりは少ないものの成長ホルモンは出ますので、もし加圧トレーニングができる施設がない場合は、自体重の筋トレでも構いません。

図47　加圧トレーニングと成長ホルモン

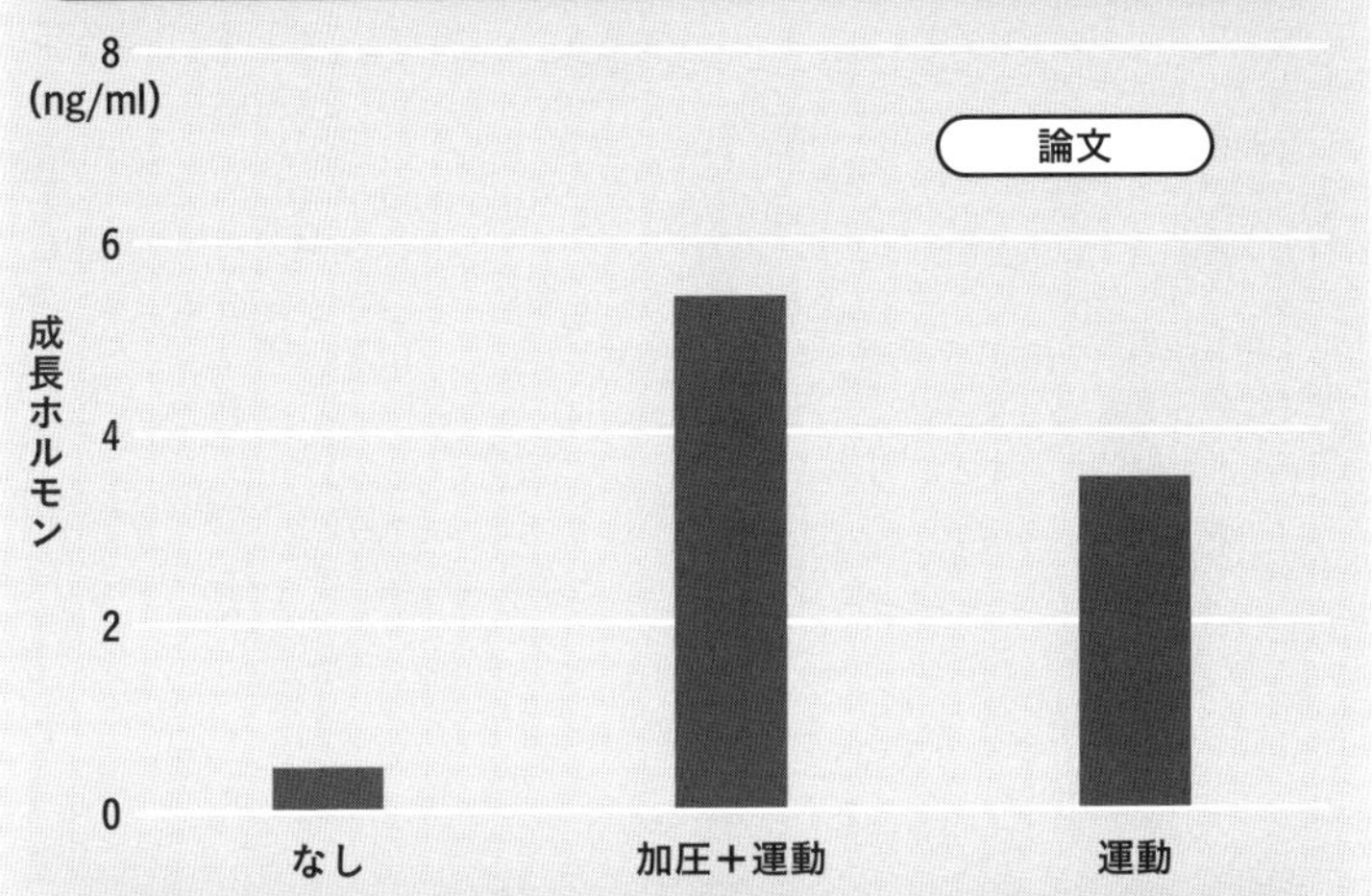

図48　加圧トレーニングと成長ホルモン2

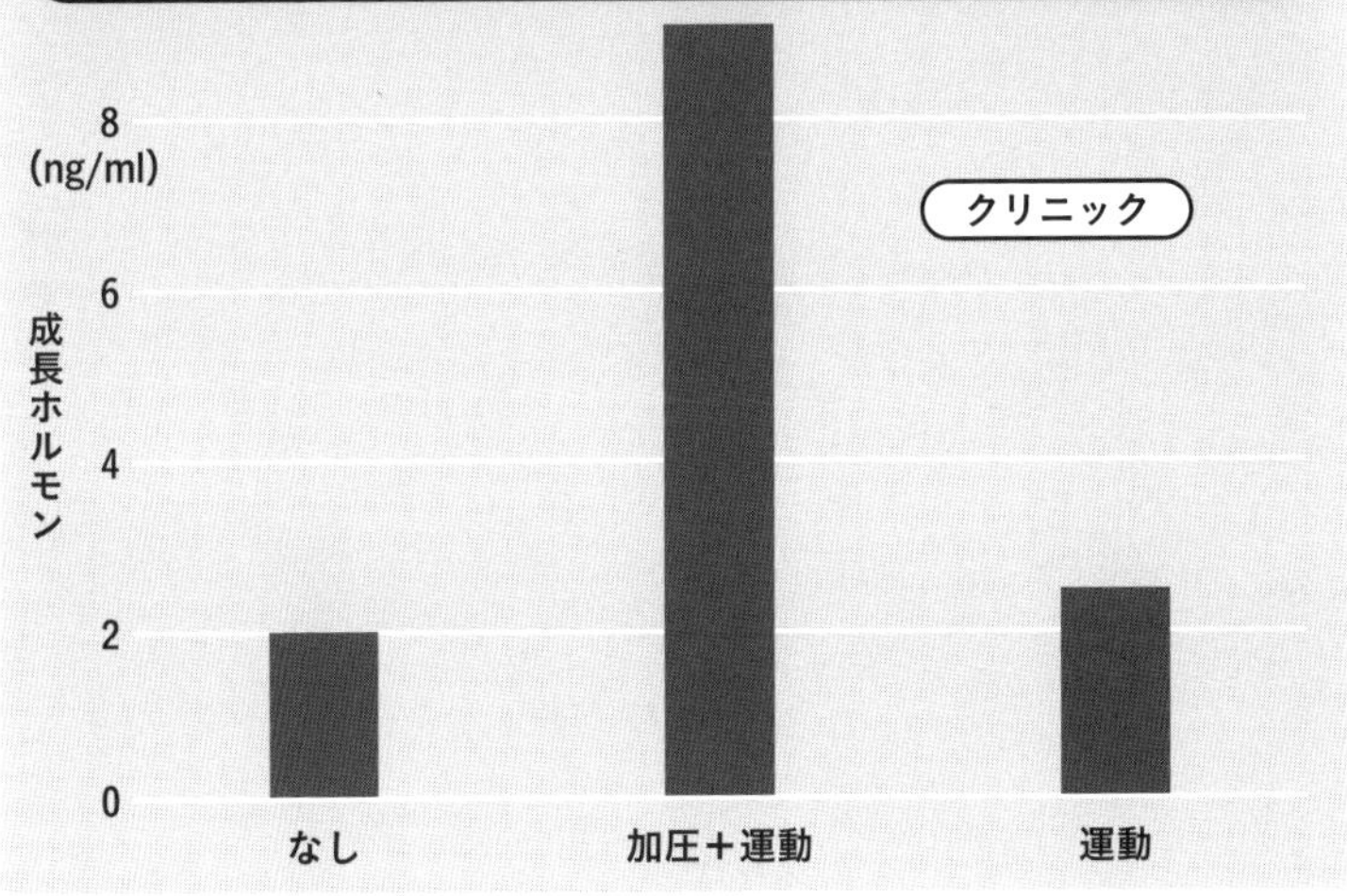

(上)Yinghao Lら(2021年)[※31]のデータに基づきスリープクリニックが作成(下)スリープクリニックが調査・作成。ともに© 2024 Sleep Clinic.

運動習慣があれば加圧トレーニングの効果もアップ

図49は、クリニックで加圧トレーニングを行った15名のうち成長ホルモンが10倍以上増えた6名の平均のデータです。加圧トレーニングにより成長ホルモンは平均で70倍に増え、加圧をしない群の7・5倍をはるかに上回る結果になっていました。

図50は、10倍以下の9名で、加圧トレーニングにより約2倍に増えていますが、3名はむしろ減少しており、加圧なしでは成長ホルモンはほとんど増えませんでした。

以上の結果から、加圧トレーニングにより成長ホルモンが増えやすい人と増えにくい人がいることがわかりました。ちなみに私は、加圧トレーニングにより19倍に増えました。

また、日々の運動習慣について、毎日運動している場合を7、1日もしていない場合を0とした場合、加圧で10倍以上成長ホルモンが増えた人の平均は5・0、10倍以下の人の平均は2・8で、**運動習慣のある人のほうが加圧トレーニングの効果が上がる**こともわかりました。

加圧トレーニングを実施する前後に成長ホルモンを測ることができれば理想的ですが、すでに運動習慣があるならば、加圧トレーニングの効果を期待して開始してもよいかもしれません。また、**運動習慣がなくても、続けることによる効果を期待できるようになりますので、長期戦で挑む価値はある**と思います。

18歳未満であれば身長を伸ばすことも期待できますし、18歳以降でも健康・美容・免疫力・筋力アップを期待することができます。

図49　加圧トレーニングの効果が出やすい人

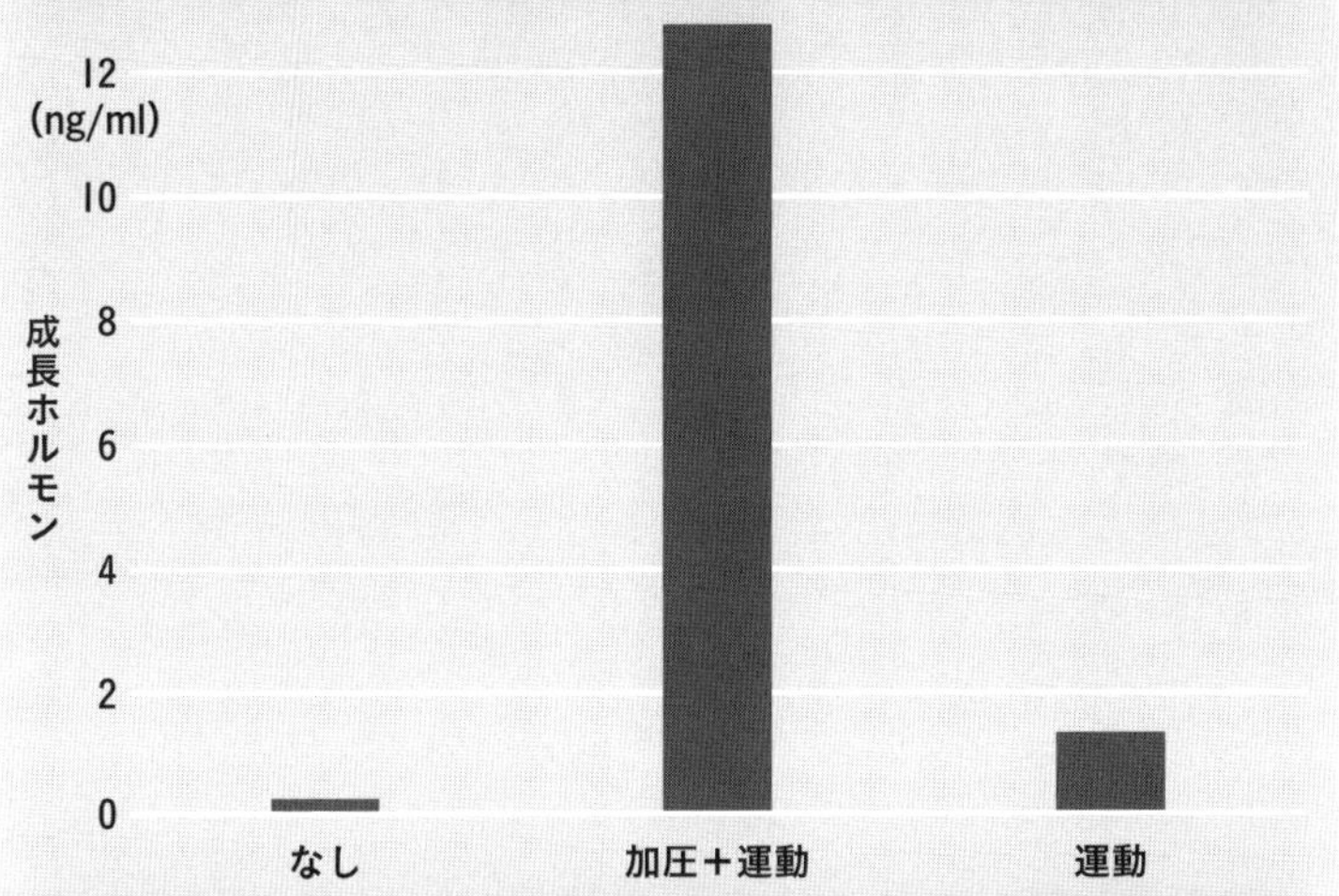

図50　加圧トレーニングの効果が出にくい人

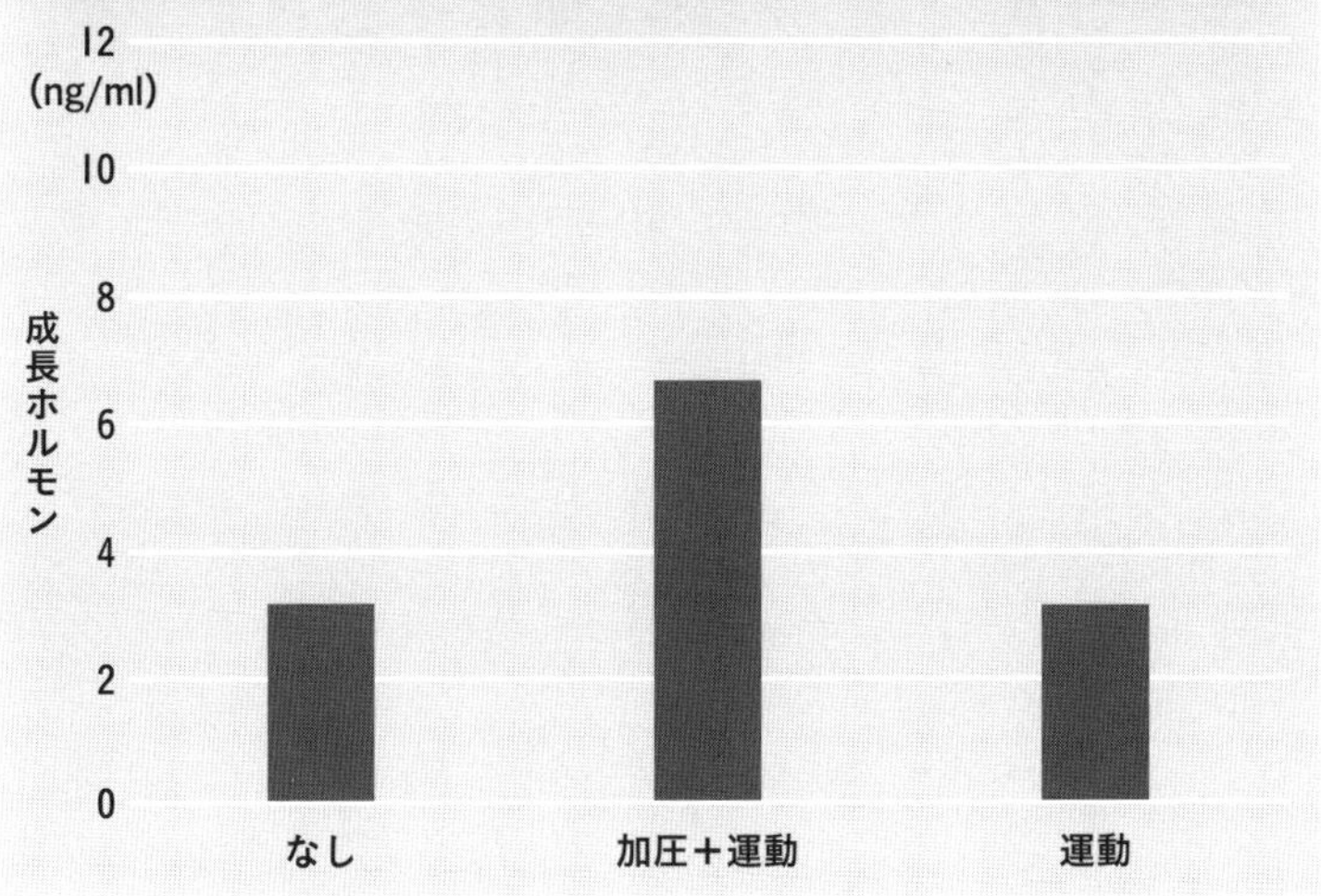

上下ともスリープクリニックが調査・作成© 2024 Sleep Clinic.

身長を伸ばすには軽めの負荷が大事

18歳未満で身長を高めることが第一の目的の場合、運動負荷を高めて筋力を強化することは得策ではありません。

筋力を生み出す筋繊維は、激しいトレーニングをすると太く強くなります。筋肉はトレーニング後の修復過程において、トレーニングをする前の筋繊維よりも太くて強い筋繊維に生まれ変わります。ただ、骨が伸びる過程においては、筋肉が太く強くなることは骨の成長を邪魔してしまいます。したがって**骨が伸びる過程においては極力、負荷をかけない程度の運動が理想**なのです。

図51を見てください、クレアチニンキナーゼは筋繊維が壊れた時に出てくるホルモンです[※32]。激しい運動をすると、特に男性で筋繊維が壊れ、多くのクレアチニンキナーゼが出てきます。これは18歳未満の身長を伸ばしたい人にとっては、筋力アップには繋がるけど、身長アップには邪魔になります。

図52は、クリニックで行った結果ですが、加圧をしてもしなくても運動によりクレアチニンキナーゼは増えていません。**自体重や軽いダンベルを用いて筋肉痛が残らない程度の負荷の運動**であれば筋繊維の崩壊はほとんど起こらず、筋力アップには繋がりません。

つまり、メジャーリーガーの大谷翔平選手のような身長の高いアスリートを育てるには、次項で紹介するようなスーパーパワーナップの実践が必要になるのです。

図51　運動とクレアチニンキナーゼ分泌量

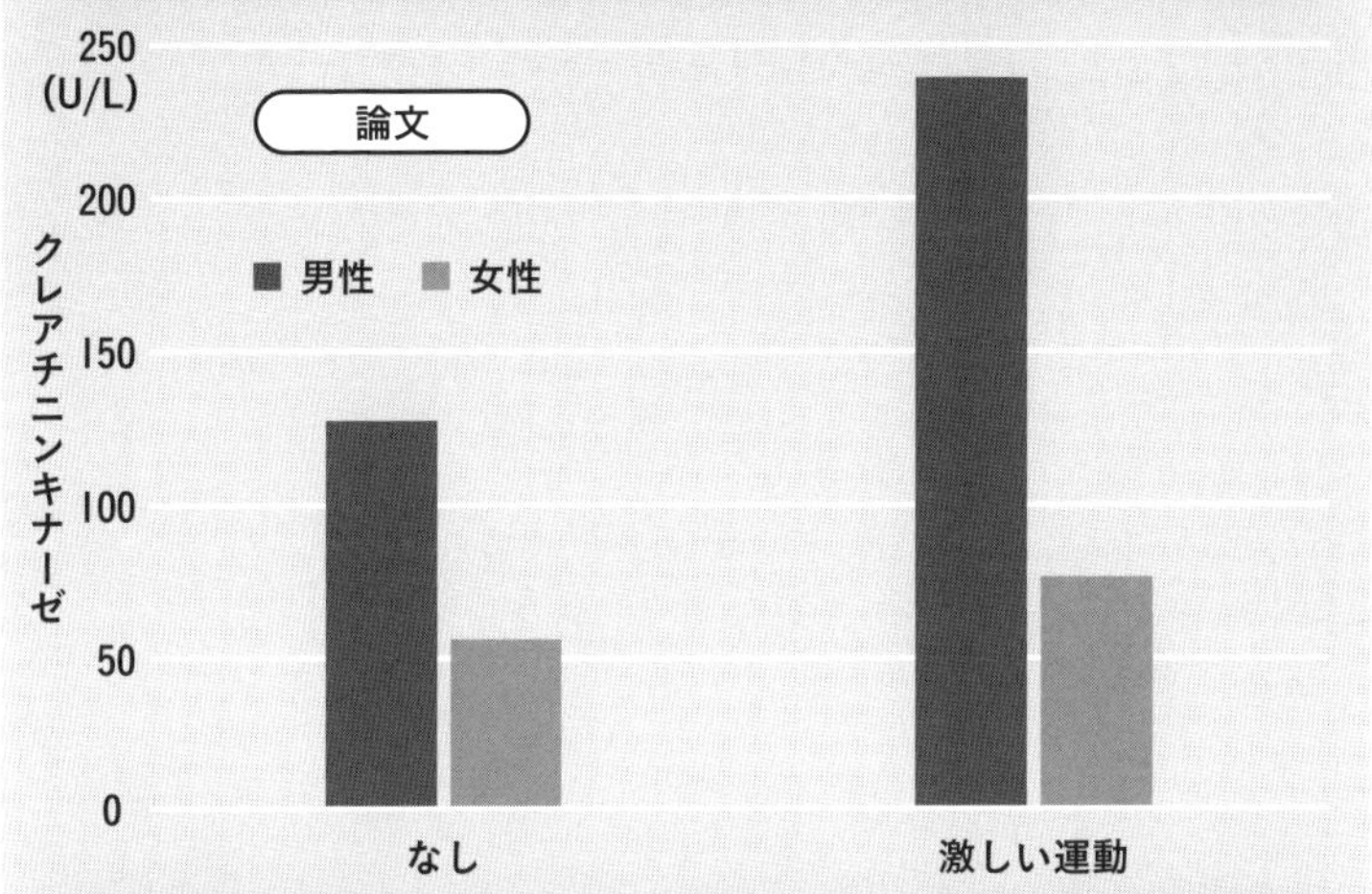

図52　軽めの負荷だと筋肥大はしない

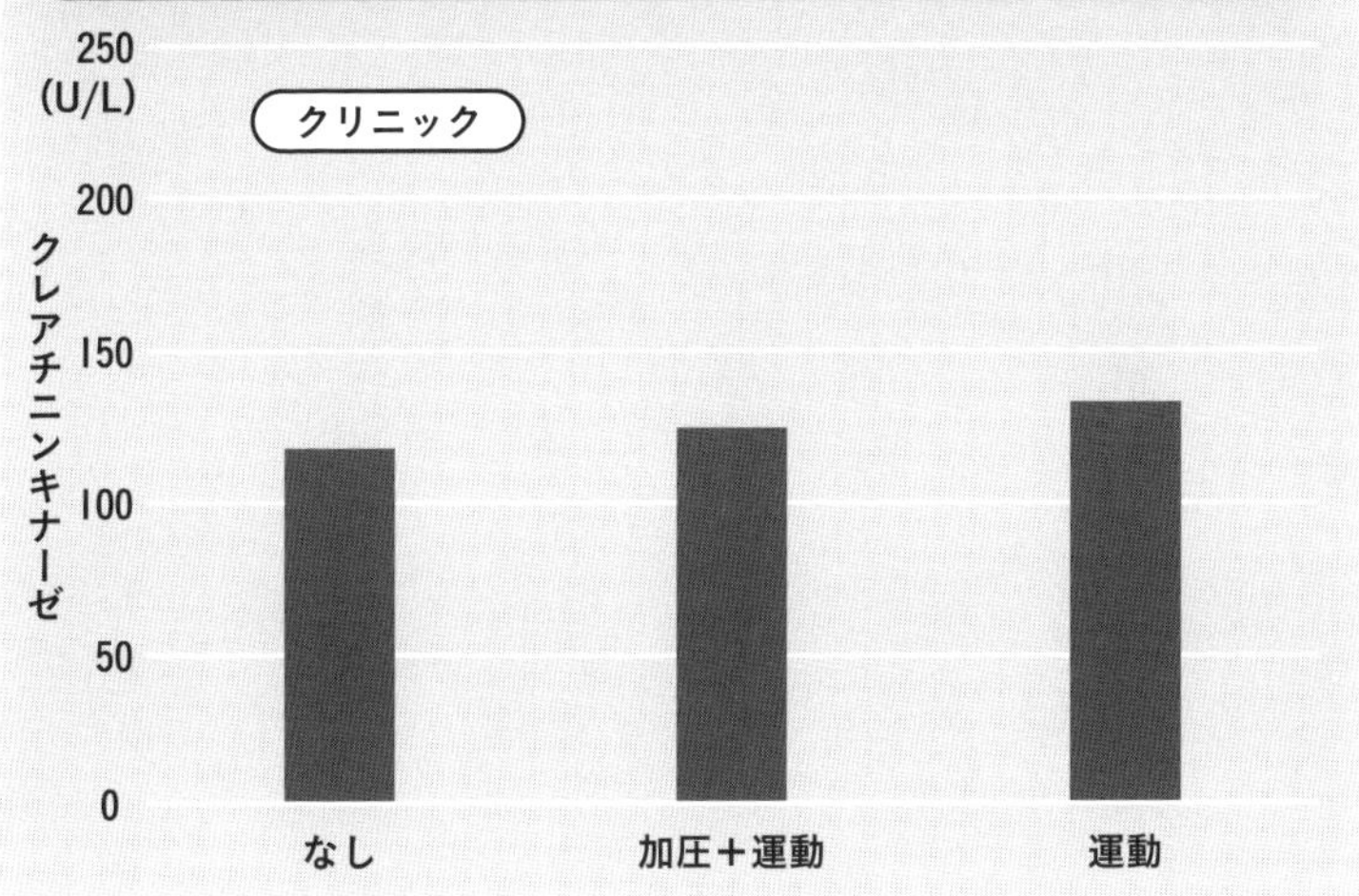

(上)Heavens KRら(2014年)※32のデータに基づきスリープクリニックが作成
(下)スリープクリニックが調査・作成　ともに

成長期に推奨するパワーナップ

第3章で昼間の眠気を抑える方法として20分間のパワーナップを紹介しました。その有効性が評判となり、日本においてもパワーナップがすでに実践されています。18歳未満の若者は、睡眠力が強すぎるので昼間の眠気はさらに強く深刻な問題です。受験勉強を勝ち抜くために、すでにパワーナップを導入した進学校もあります。

一方、18歳未満の時期は身長がもっとも伸びる時期でもあります。この時期に身長を伸ばさなければ一生涯背が低いままになってしまいます。つまり、18歳までが勉強においても身長においても一番大切な時期、人生の中で一番大切な時期だと言っても過言ではありません。

では、18歳までに受験に勝ち、なおかつ背の高い人間になるためにはどのような方法があるのでしょうか。

私は、「**スーパーパワーナップ**」を提唱します。スーパーパワーナップとは、**パワーナップに、加圧トレーニングを組み合わせたもの**になります。両手、両足の1か所に加圧バンドをつけ、専門家の指導のもと適切な力で加圧しながら、40分間トレーニングを行います。トレーニング強度は自体重を利用する軽めの筋トレ程度にし、トレーニング終了後には20分間昼寝をしていただき終了となります。

運動習慣のある子供であれば、**通常時の数十倍以上の成長ホルモンが少なくとも30分間**

は分泌される可能性があり、運動習慣のない子どもも2倍程度は分泌されるはずです。運動直後から30分間は成長ホルモンが分泌されますので、この間に、**20分間横になり昼寝**をしてもらいます。前述したように、軟骨細胞の縦方向の分裂を阻害しないように、椅子に座って寝るよりも、ソファやベッドに**横になって寝ることが大切**です。

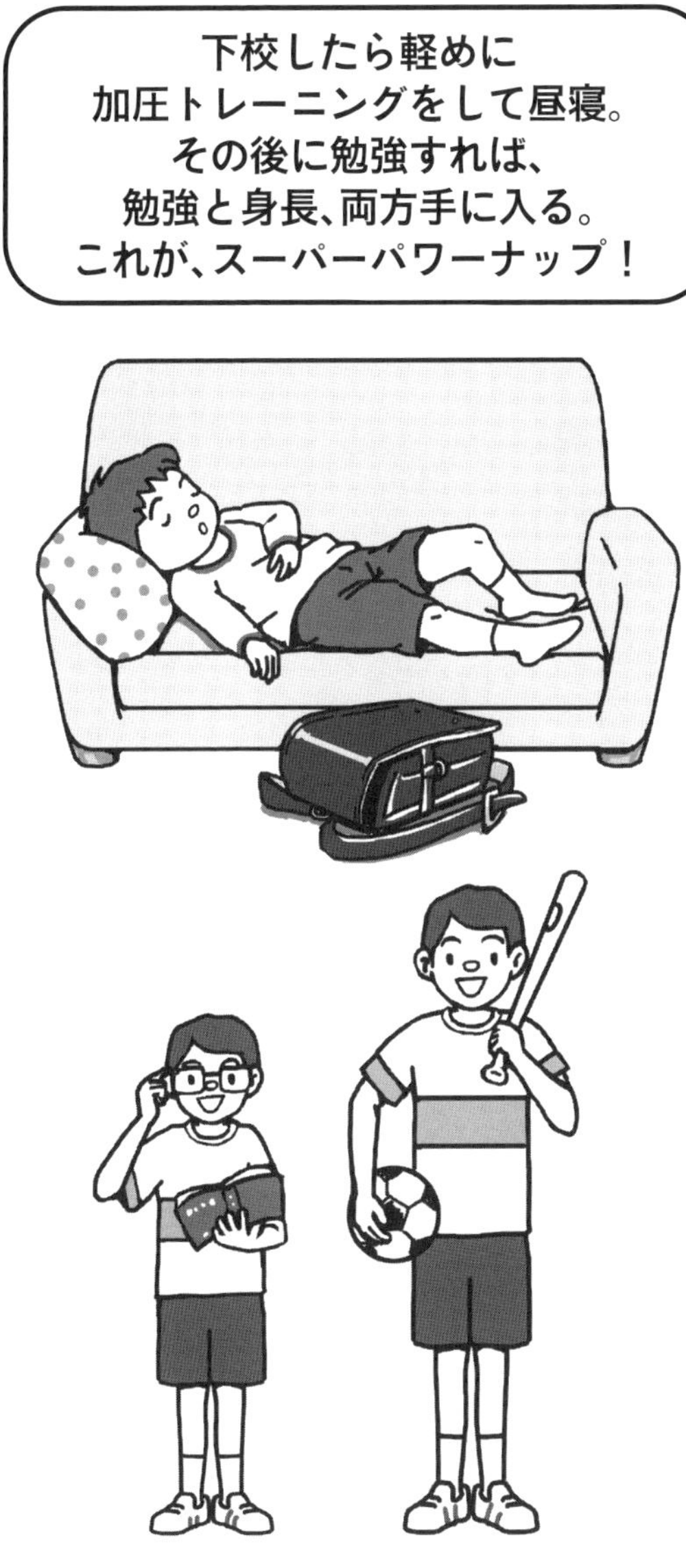
下校したら軽めに
加圧トレーニングをして昼寝。
その後に勉強すれば、
勉強と身長、両方手に入る。
これが、スーパーパワーナップ！

スーパーパワーナップはあらゆる世代にメリットがある

第3章で説明したように、20分間の昼寝は、その後の眠気、疲労感を軽減し、集中力を高めます。したがって、高校生までは学校の授業が終わったら、ゲームをするのではなく、加圧トレーニングを取り入れたスーパーパワーナップを行い、身長を高くするだけでなく、その後の集中力も高めて、塾や自宅学習の効率を上げるのがいいでしょう。

私が考案したスーパーパワーナップは、**高校生までであれば下校後が最適**です。授業や学校での活動により下校時には、疲労と体温上昇がピークになっており、眠気がもっとも強くなっている状態です。この状態で塾に行っても勉強の効率は上がるはずもありません。そこで下校後に加圧して軽めの筋トレなどを行い、その後昼寝をする「スーパーパワーナップ」を入れます。そうすれば、加圧トレーニングで成長ホルモンを分泌させ、その後の昼寝でさらにそれを増やしつつ眠気と疲労感をとることができるという、一石二鳥の方法なのです。

自体重など軽い負荷を用いた筋肉痛を残さない程度の加圧トレーニングであれば、筋肥大が骨の成長を邪魔することもありませんし、トレーニングによる過度な疲労が塾での勉強を邪魔することもありません。

運動習慣のある若者やトップアスリートは、年齢が多少上がっても骨端線は閉じませんので、18歳を過ぎてもスーパーパワーナップを続ける価値は十分あると思います。

もちろん、ビジネスパーソンや成人にとってもスーパーパワーナップを実践する価値はあります。成長ホルモンが多く分泌されますので、**健康・美容・免疫力・筋力アップに繋がります。**筋力アップを目指している成人なのであれば、意図的に運動負荷を上げ、筋繊維の崩壊を起こし、その再生力を使って筋繊維を太くし筋力アップをすることもができます。忙しいビジネスパーソンならば、会社でパワーナップを行い、帰宅時に加圧トレーニングを行い自宅でぐっすり眠る。そのようなやり方も効果的だと思います。

将来、より多くの大谷翔平を生み出すにはこのスーパーパワーナップが有効だと思っています。

加圧トレーニングを活用する
スーパーパワーナップなら
美容やボディメイク、
アンチエイジングにも効果大

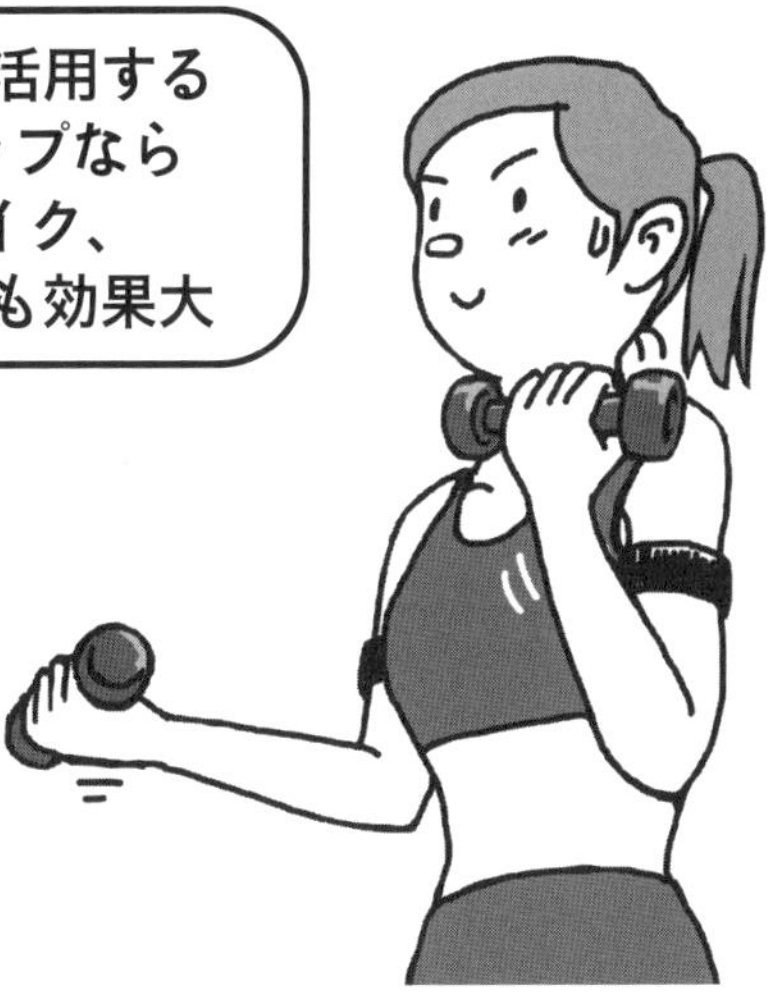

第4章の結論

① 7時間睡眠で理想的な体型を維持できる
② 18歳以下の場合、睡眠時間が長いと背が高くなる
③ 睡眠時間が長いと運動能力も上がる
④ 身長の伸びは18歳まで
⑤ 成長ホルモンが身長を伸ばすカギ
⑥ 成長ホルモンを出すには睡眠が大事
⑦ 成長ホルモンは美容やボディメイクにもいい
⑧ 加圧トレーニングも成長ホルモンを出すのに最適
⑨ 「スーパーパワーナップ」でより強い体を手に入れられる

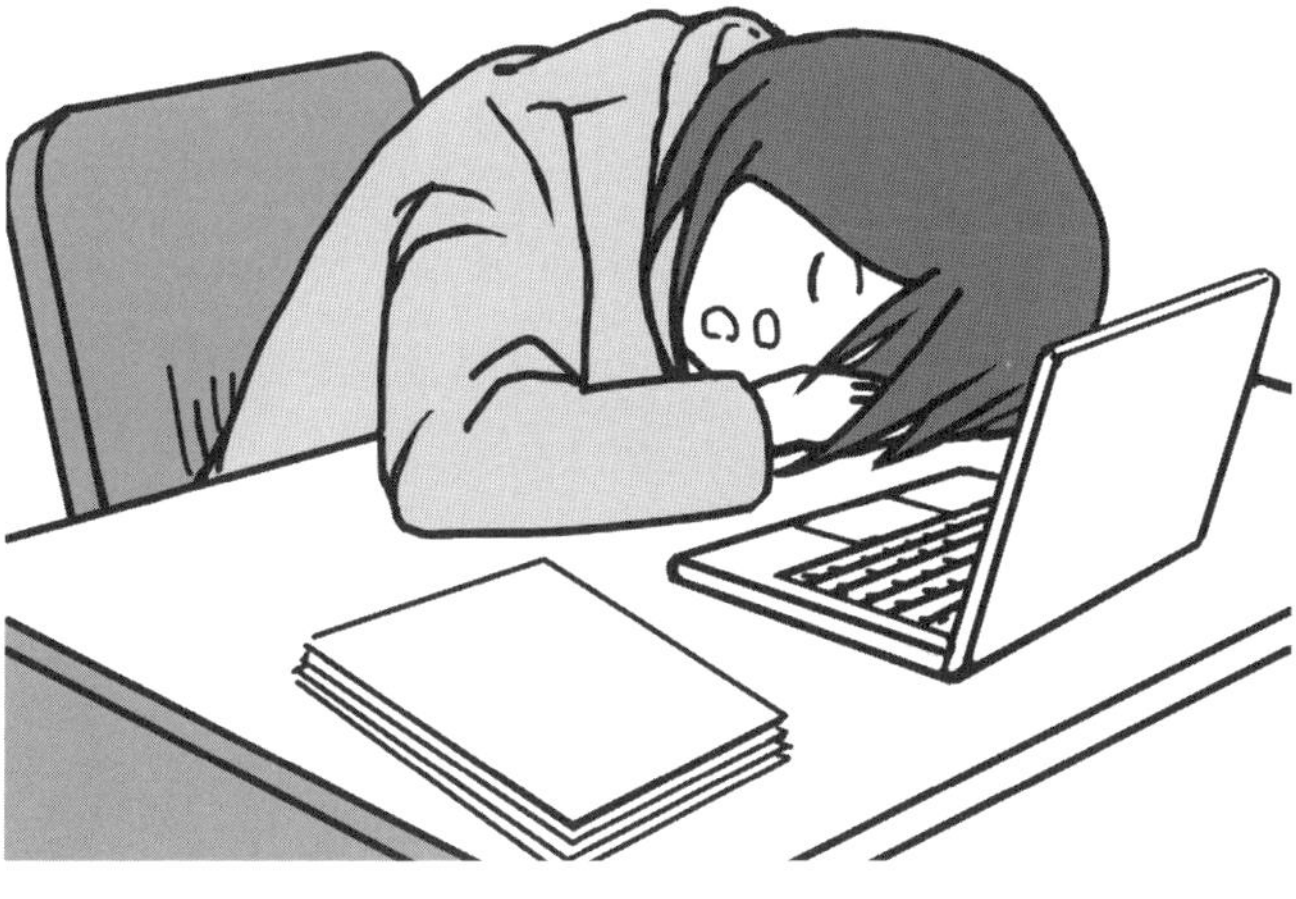

おわりに

私は、ヨーロッパ・アメリカに留学していましたので、円安で日本や日本人の評価が下がっている今でも日本人が非常に優秀であると思っています。その優秀さは日本人の勤勉さにあると思っています。しかし、この勤勉さが日本を世界で一番睡眠の短い国にしてしまったと思っていました。

勤勉さが原因であれば、「働き方改革」や「ゆとり教育」で強制的に勤務時間を制限して、登校日を減らせば睡眠時間が増えるだろうと思っていました。ところが、結果的には睡眠時間はどんどん短くなるだけでなく、「睡眠時間が長いと早く死ぬ」、「退職をすると睡眠薬が増える」、「ゆとり教育で不登校が増す」などの不都合な事実がどんどん明らかになってきてしまいました。

この本の執筆にあたり、日本人の睡眠が短くなるさまざまな要因を調べてみました。その結果、週末に遅くまで眠ってしまう日本人の生活習慣が一番問題であることがわかりました。日本人は勤勉で、平日、目一杯仕事や勉強をしてしまいます。逆に休日は何もせず休養に充てることを美徳と感じているところもあります。だからずっと昔から、週末は朝寝坊の習慣が身についてしまったのです。

ヨーロッパやアメリカにいると彼らは生活を楽しみ、遊び方をよく知っているなと感心します。週末にはいろいろなイベントがあり、週末、遊ぶために、平日は働いている感があります。一方、日本人は疲労回復のために週末は休んでいる感じです。

日本人にいくら時間を与えても遊べません。「働き方改革」や「ゆとり教育」で、国民に多くの時間を与えました。「働き方改革」で早期に退職させ時間を与えても、遊ばず睡眠時間を長くして睡眠薬の使用を増やしてしまいました。「ゆとり教育」で土曜日を完全に休みにして時間を与えても、有効活用できずお昼まで眠ってしまうようになり、結果的に不登校を増やしてしまいました。

「働き方改革」や「ゆとり教育」は非常に大切な政策です。しかし、与えた時間を有効活用できない日本の現実を目の当たりにした今、国民に遊び方をきちんと教えることが大切だということに気づきました。最初に申し上げたように、日本人の優秀さは勤勉さにあります。この勤勉さが仇となり、遊ばない国民、日本人を作り上げ、老後は家にこもって長く眠りたい高齢者を作り上げ、休日は昼まで眠ってしまう若者を作り上げてしまったのです。

61歳の私は、スキー、ゴルフ、テニス、水泳をすることを生きがいにしています。自由になる時間があれば、我を忘れてスポーツをしています。また、学生、研修医、大学院生、ポスドクの時も、テニス、水泳、フリスビー（今はフライングディスクと呼ばれています）、トライアスロンなどをしていました。休日に昼まで眠ってしまう生活は想像もできません。

60歳で定年退職し、継続雇用で給料が6割になったにもかかわらず、仕事量は変わらず、将来不安をあおる報道ばかり毎日聞かされたらどのようになるでしょう。65歳で会社を辞めた時には、極力お金を使わないマインドになり、家にこもってテレビを見る生活が始まります。気力・体力もなくなり、早く眠りたい、長く眠りたいと考えるようになるのも当然です。結果的に床の中にいる時間が増え、睡眠薬の使用率が高まり、死亡率も高まります。国が良かれと思った「働き方改革」が逆に働いてしまっています。

「ゆとり教育」も、結果的には土曜日と日曜日に昼まで眠ってしまう児童・生徒を多く作り出し、それにコロナの影響で自宅学習が加わり、不登校が急激に増える結果になっています。

睡眠薬や不登校の問題は、睡眠医療の中で重要かつ緊急な問題です。高齢者や若者に対し早急な対応が必要です。

「働き方改革」も「ゆとり教育」も正しい政策です。ただ、これらの政策に「遊び方改革」を加えて、「老後を楽しく生きる」、「休日に楽しく遊ぶ」ような生活指導を行うこともまた、同じ用に大切ではないかと思うのです。

例えば、定年退職後の高齢者に平日の昼間、水泳やスポーツジム、教養講座受講の半額チケットを渡し、一定の目標を達成した場合、健康保険料の自己負担分を軽減するなどの政策も面白いと思います。若者には、休日のスキーのリフト券を半額にするとか、野球やサッカーチームの登録料を援助するようなこと行い、一定の基準も満たした生徒の内申書にその実績を加えるなどの方法も面白いと思います。

こんなことを、国や自治体が積極的にやっていただければ国民の睡眠事情は劇的に改善すると思います。

おそらくそのような取り組みを今から始めたとしても、短眠国家である日本の問題はなかなか解決しません。日本人の睡眠時間が延びるには少なくとも10年以上の歳月がかかると思います。それまでは、パワーナップを使って事故やミスを減らし、スーパーパワーナップ使ってスケールの大きい子供たちを作り上げていくことが必要だと思っています。

出版に際して、出版の機会を頂いた扶桑社の方々、加圧トレーニングの実施および成長ホルモンの測定にご協力いただいたノーザリーメディカル株式会社の小林 祥社長とそのスタッフの皆様、株式会社ワタナベエンターテインメントの大和田宇一専務取締役と佐藤綾香様、留学の機会を頂いたスタンフォード大学の西野精治教授と奥様の智恵子様、私の暴走をいつも止めて陰ながら支えてくれている秘書の海老澤文子様に感謝申し上げます。

2024年5月　カリフォルニア州パロアルトにて

医学博士・スリープクリニック調布院長・スタンフォード大学客員教授　遠藤拓郎

参考文献

1 https://www.mhlw.go.jp/content/001237245.pdf
2 https://www.nhk.or.jp/bunken/summary/research/report/2011_04/20110401.pdf
3 https://www.mhlw.go.jp/stf/wp/hakusyo/kousei/19/backdata/01-01-02-01.html
4 Society at a Glance2009(OECD)
5 Short and long sleep and sleeping pills. Is increased mortality associated? Kripke DF, Simons RN, Garfinkel L, Hammond EC. Arch Gen Psychiatry. 1979 Jan;36(1):103-16.
6 Self-reported sleep duration as a predictor of all-cause mortality: results from the JACC study, Japan. Tamakoshi A, Ohno Y; JACC Study Group. Sleep. 2004 Feb 1;27(1):51-4
7 OECD「Multinational Time Use Stude」 https://www.timeuse.org/mtus
8 https://www.mhlw.go.jp/bunya/kenkou/kenkou_eiyou_chousa.html 睡眠時間は5時間未満を4.5時間、9時間以上を9.5時間として計算した。例えば5時間以上6時間未満の睡眠時間は中央値の5.5時間を採用し平均値を算出、20歳以上30歳未満も中央値の25歳を項目として採用した。例えば30歳の値は25歳と35歳の平均値を採用した。平成21年は20年と22年、平成25年は23年と27年、平成24年は23年と25年、平成28年は27年と29年の平均値で補正した。睡眠休息感も同様の方法で値を算出した。
9 三島和夫「診療報酬データを用いた向精神薬処方に関する実態調査研究」(2011年『向精神薬の処方実態に関する国内外の比較研究』より)
10 児童生徒の問題行動・不登校等生徒指導上の諸課題に関する調査
11 Modifications to weekend recovery sleep delay circadian phase in older adolescents. Crowley SJ, Carskadon MA. Chronobiol Int. 2010 Aug;27(7):1469-92.
12 Mutagenesis and mapping of a mouse gene, Clock, essential for circadian behavior. Vitaterna MH, King DP, Chang AM, Kornhauser JM, Lowrey PL, McDonald JD, Dove WF, Pinto LH, Turek FW, Takahashi JS. Science. 1994 Apr 29;264(5159):719-25.
13 Circadian oscillation of a mammalian homologue of the Drosophila period gene. Tei H, Okamura H, Shigeyoshi Y, Fukuhara C, Ozawa R, Hirose M, Sakaki Y. Nature. 1997 Oct 2;389(6650):512-6. cDNA cloning and tissue-specific expression of a novel basic helix-loop-helix/PAS protein (BMAL1) and identification of alternatively spliced variants with alternative translation initiation site usage. Ikeda M, Nomura M. Biochem Biophys Res Commun. 1997 Apr 7;233(1):258-64.
14 Light-induced resetting of a mammalian circadian clock is associated with rapid induction of the mPer1 transcript. Shigeyoshi Y, Taguchi K, Yamamoto S, Takekida S, Yan L, Tei H, Moriya T, Shibata S, Loros JJ, Dunlap JC, Okamura H. Cell. 1997 Dec 26;91(7):1043-53.
15 Wever R. The Circadian System of Man – Results of Experiments Under Temporal Isolation. New York: Springer-Verlag, 1979.
16 Phase-dependent shift of free-running human circadian rhythms in response to a single bright light pulse. Honma K, Honma S, Wada T. Experientia. 1987 Dec 1;43(11-12):1205-7.
17 Social jetlag: misalignment of biological and social time. Wittmann M, Dinich J, Merrow M, Roenneberg T. Chronobiol Int. 2006;23(1-2):497-509
18 https://www.mext.go.jp/a_menu/shotou/seitoshidou/1349956.htm 不登校に関する実態調査報告書 第1部 調査の概要・第2部 基礎集計編 P2、不登校に関する実態調査報告書 第3部 分析編 (1) P49, 52.
19 Hafner M, Stepanek M, Taylor J, Troxel WM, Van Stolk C. Why sleep matters – the economic costs of insufficient sleep. A cross-country comparative analysis, 2016.
20 Severity of sleep apnea and automobile crashes. Findley LJ, Fabrizio M, Thommi G, Suratt PM. N Engl J Med. 1989 Mar 30;320(13):868-9.
21 The effect of CPAP in normalizing daytime sleepiness, quality of life, and neurocognitive function in patients with moderate to severe OSA. Antic NA, Catcheside P, Buchan C, Hensley M, Naughton MT, Rowland S, Williamson B, Windler S, McEvoy RD. Sleep. 2011 Jan 1;34(1):111-9.
22 Maas JB, Wherry ML. Power Sleep: The Revolutionary Program that Prepares Your Mind for Peak Performance. Villard, 1998.
23 The effects of a 20-min nap at noon on sleepiness, performance and EEG activity. Hayashi M, Ito S, Hori T. Int J Psychophysiol. 1999 May;32(2):173-80.
24 https://prtimes.jp/main/html/rd/p/000000032.000020114.html
25 https://kaken.nii.ac.jp/ja/file/KAKENHI-PROJECT-18603010/18603010seika.pdf
26 ドコモヘルスケア「からだデータ」白書2018
27 Short sleep duration is associated with reduced leptin, elevated ghrelin, and increased body mass index. Taheri S, Lin L, Austin D, Young T, Mignot E. PLoS Med. 2004 Dec;1(3):e62.
28 The effects of sleep extension on the athletic performance of collegiate basketball players. Mah CD, Mah KE, Kezirian EJ, Dement WC. Sleep. 2011 Jul 1;34(7):943-50.
29 骨の成長・発達. 上田 晃三, 清野 佳紀. バイオメカニズム学会誌. 2008;32(2):57-60.
30 Effects of sex and age on the 24-hour profile of growth hormone secretion in man: importance of endogenous estradiol concentrations. Ho KY, Evans WS, Blizzard RM, Veldhuis JD, Merriam GR, Samojlik E, Furlanetto R, Rogol AD, Kaiser DL, Thorner MO. J Clin Endocrinol Metab. 1987 Jan;64(1):51-8.
31 Effects of a blood flow restriction exercise under different pressures on testosterone, growth hormone, and insulin-like growth factor levels. Yinghao L, Jing Y, Yongqi W, Jianming Z, Zeng G, Yiting T, Shuoqi L. J Int Med Res. 2021 Sep;49(9):3000605211039564.
32 The effects of high intensity short rest resistance exercise on muscle damage markers in men and women. Heavens KR, Szivak TK, Hooper DR, Dunn-Lewis C, Comstock BA, Flanagan SD, Looney DP, Kupchak BR, Maresh CM, Volek JS, Kraemer WJ. J Strength Cond Res. 2014 Apr;28(4):1041-9.

著者:遠藤拓郎

医学博士・スリープクリニック調布院長・スタンフォード大学医学部客員教授。東京慈恵会医科大学卒業、同大学院医学研究科修了、スタンフォード大学、チューリッヒ大学、カリフォルニア大学サンディエゴ校へ留学。東京慈恵会医科大学助手、北海道大学医学部講師、慶応義塾大学医学部特任教授を経て、現職。不眠症治療を始めた祖父(青木義作)は、小説『楡家の人々』のモデルとなった青山脳病院で副院長を務め、父(遠藤四郎)は日本航空の協賛で初めて時差ボケの研究をした。祖父、父、本人で100年以上、睡眠の研究を続けている「世界で最も古い睡眠研究一家」。睡眠専門医スリープドクターとして、テレビやラジオなど多くのメディアでも活躍中。

装丁・本文デザイン:**堀図案室**
DTP:**オフィスメイプル**
イラスト:**岩井勝之**
協力:**株式会社ワタナベエンターテインメント**
協力:**海老澤文子**
編集協力:**藤村はるな**

最強の昼寝法 ~日本人の睡眠処方箋~
「スーパーパワーナップ」

発行日　2024年6月6日　初版第1刷発行

著　者　**遠藤拓郎**

発行者　小池英彦

発行所　株式会社 扶桑社
〒105-8070
東京都港区海岸1-2-20　汐留ビルディング
電話　03-5843-8843(編集)
03-5843-8143(メールセンター)
www.fusosha.co.jp

印刷・製本　サンケイ総合印刷株式会社

　ISBN978-4-594-09674-8